野中共平著作集 II

臨床医学研究論文・講演集

written by Kyohei Nonaka

論 創 社

はじめに

久留米大学退職時に教室の仕事（1985～1999年）は『久留米の5千日』として出版したので、今回はそれ以後の臨床的な仕事と講演などをまとめて一冊とすることにした。白石共立病院では大学とは異なり、骨の折れる医学教育の仕事からは解放され、優秀なコメディカルの人たちと糖尿病の臨床研究に打ち込むことができた。

白石共立病院では、食事と血糖値の関係について私自身を実験台として研究することにした。何とかして血糖値を急激に上げないでしかも持続時間の長いなだらかな食後血糖値パターンをもつ理想的な食事（はるさめなどの食材）を実現しようと頑張ったが、在任中には成功しなかった。贔屓のプロ野球球団の観戦を甲子園球場で楽しみたいとの誘惑に負けて大阪へ帰ったのが私の過ちである。

この『臨床医学研究論文・講演集——野中共平著作集Ⅱ』では、糖尿病診療上重要と思われるインスリン抵抗性を解除して糖尿病を治療する、世界の糖尿病治療の標準治療法で佐賀県の2型糖尿病を治療した。結果は第1章に記すように、この方法で何ら不足の諸点は認められなかった。これを臨床的に実証するため、患者さんのご協力を頂いたことを深謝する（37頁）。この論文が我が国の2型糖尿病のビグアナイド高用量による治療法の改善に資することができたのは私どもの大きな喜びである。

また私自身の体を観察することで、食物と人間の興味深いつながりを知ることができた。お読みくださる諸賢は如何お考えでしょうか。

目　次

1

糖尿病臨床50年

　医学部卒業後59年が経過する。糖尿病、内分泌分野の勉強を始めてからでも50年、半世紀である。2009年に表題のようなタイトルでこれまでの糖尿病専門医の活動を総括する講演「糖尿病臨床50年——昨日、今日、明日への希望——」を行う機会を与えられた。当時の講演記録をもとに筆者の糖尿病専門医としての足跡をまとめることを着想した。以下はその記録である。

　筆者は1958（昭和33）年に大阪大学を卒業、直ちに医学部第2内科に入局、同時に大学院に進学し木谷威男、西川光夫、垂井清一郎の3人の教授に師事した。西川、垂井両先生の専門分野は内分泌・代謝疾患であり、筆者も自然にその分野の臨床にのめり込んでいった。中でもわが国では近年糖尿病患者数が激増し、糖尿病およびその疑いのあるものを合わせると2,000万人時代「糖尿病有病者と糖尿病予備群は、いずれも約1,000万人と推計される」〔平成28年「国民健康・栄養調査」（厚生労働省）〕といわれている。

　糖尿病の診断・治療には血糖値（血液中のブドウ糖濃度）の測定が必須である。そこで、血糖値の測定から稿を始めたいと思う。

Ⅰ．血糖値測定法の変遷

1．筆者の入局当時（1958年）の血糖値測定法

　当時の血糖測定法はSomogyi Nelson法であり、糖の還元力を用いて2価銅を還元し、それとモリブデン酸の反応で生じたモリブデンブルーを、比色計を用いて比色定量するのである。測定にはブドウ糖経口負荷試験（2〜3時間）から測定終了までで合計5時間くらいを要した。必要血液量は0.2mL（200μL）で、肘静脈から穿刺採血していた。現在から回顧すると、かなりの血液量である。

2．ブドウ糖の特異的測定法──酵素法の導入

　血中ブドウ糖の測定法は、酵素を用いてブドウ糖を特異的に測定するグルコース酸化酵素法（GOD法）またはグルコース脱水素酵素法（GDH法）に次第に移行していった。**酵素法はブドウ糖のみを特異的に測定する上で優れていた**が、最終測定には試験紙上の色素による呈色反応を比色法により測定していた。血液量は30〜50μLを要した。しかし測定法には次第に改良が加えられ、酵素反応時の電流（electric current）を測定して血糖値を測定する方法へと進化した。すなわちwet chemistry から dry chemistry へ進歩したのである。この変化には、これまで病院や診療所で医師、看護師、検査技師らが測定していた血糖値を、患者自身が自分で自己の血糖値を測定する血糖自己測定（self monitoring of blood glucose; SMBG）が糖尿病血管合併症を予防する上で重要視され

一般化したことが大いに関係している。また血糖自己測定指導加算（1986年）は健康保険上でSMBGが糖尿病患者一般に広く実行される上で大きな追い風になった。

3.　クーロメトリー法の新たな開発（2002年）

　2002年ごろからクーロメトリーの血糖測定法への応用が盛んになってきた。本法は従来の電流を測ってブドウ糖量を知る方法に比べて電気量自体を直接測定（coulometry）するため、必要な血液量をさらに2桁くらい減ずることが可能になる。

　現在では血糖値の測定には微量の血液（約0.3μL）を要するにすぎず、しかも採血後わずか5〜10秒という短時間で測定結果が得られるように進歩した。これは、これまでブドウ糖が酵素と反応する際に発生する電流を測定していた（電流測定：amperometry）方法に代わり、電気量を直接測定するクーロメトリー（電量分析：coulometry）法に変更したことの利点である。必要血液量がこれまでの電流測定法に比べて1/100量の0.3μLへと劇的に減少した。これは大きなメリットであり、これまで指先や耳朶から採血して測定に必要な血液量を確保していたのを、事実上皮膚なら身体のどこでも任意に採血部位として選ぶことを可能にした。よくNHK-TV「試してガッテン」などで血糖値を測るために指先、それも指腹に針を穿刺して血液を採取する映像が放映される。しかし指先は皮膚でも最も穿刺痛の強い部位の1つである。指先を選択する理由は血糖値を測定する目的に限れば全くないと言い得る。現在は採血による痛みが実際上皆無の皮膚部位

を用いて完璧な血糖値測定が可能な時代なのである。

その結果、農業・漁業従事者、医師、看護師、臨床検査技師、IT企業技師、調理師、出版業従事者、小売業、服飾関係従事者など、指先に傷を負うことが業務の妨げになる職業の患者でも感染や製品汚染の危険なく測定することが可能になった。

採血量に関して述べれば、血糖値測定に必要な血液量が大幅かつ劇的に減少した結果、採血により被験者に貧血を誘発する恐れは全くない。穿刺による疼痛も皆無なので、必要なら10分間隔でも5分間隔でも採血することができる。ただし頻回に測定すれば消耗品であるチップの費用が嵩むことは覚悟しなければならない。

1　クーロメトリーの血糖値測定への応用

最近（2002年）、クーロメトリーの血糖測定法への応用が盛んになってきた。次に本法の応用について筆者が行ってきた成績の一端を述べる。その前に微量の血液を用いるクーロメトリーによる血糖値測定が、指先の穿刺による従来の血糖測定法と同程度に信頼できることを実証する成績を示す[1]。

1）実際に用いる血糖測定器と採血部位

クーロメトリーによる測定値が信頼でき、臨床実用上完全に信頼して使用することができる事実を示すデータ（**表**1）と相関を表すグラフ（**図**1、**図**2）を示す。

	低血糖域（mg/dL）	中等度血糖域（mg/dL）	高血糖域（mg/dL）
表1 Free Style® 測定値（低・中・高血糖域）の同時再現性			
1	54	131	406
2	54	128	411
3	55	125	414
4	56	128	421
5	54	126	414
6	55	127	411
7	54	130	417
8	52	131	404
9	52	129	409
10	53	127	400
平均値	53.9	128.2	410.7
標準偏差	1.29	2.04	6.25
変動係数	2.39	1.59	1.52

図1 Free Style® 値と検査室専用測定器値の相関

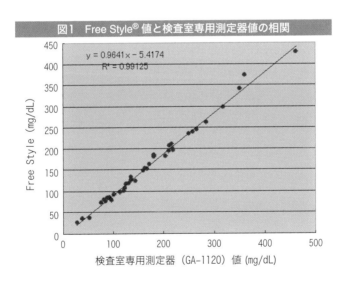

$y = 0.9641x - 5.4174$
$R^2 = 0.99125$

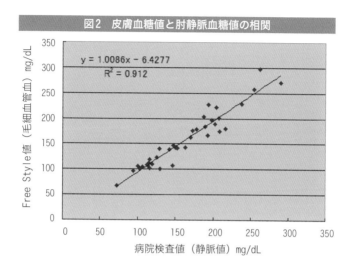

図2　皮膚血糖値と肘静脈血糖値の相関

$y = 1.0086x - 6.4277$
$R^2 = 0.912$

（縦軸）Free Style値（毛細血管血）mg/dL
（横軸）病院検査値（静脈値）mg/dL

2）使用する器具

　クーロメトリーによる測定に用いる器具を**図3**に示す。上段左から右へ、①血糖測定器、②皮膚穿刺器、③血糖標準液、④測定チップ容器。下段左から右へ、⑤測定用チップ、⑥穿刺用穿刺針。

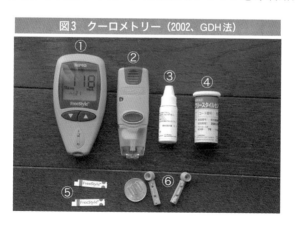

図3　クーロメトリー（2002、GDH法）

3）実際の採血部位

　左前腕橈骨側の肘関節付近の皮膚に穿刺器をあてがって穿刺する様子を**図4**に示す。この部位自体には格別の意味はないが、右利きの筆者が糖尿病患者の外来診察中に自分で穿刺しやすい部位としてこの部位（左肘関節付近の前腕屈側）を選んだ結果にすぎない。患者に皮膚穿刺をする場合は実際上身体のどこを選択しても血糖値測定は可能である。被検者の職業上の業務遂行に支障のない部位を選べばよい。皮膚の部位による血糖値には差がないことは確認している。

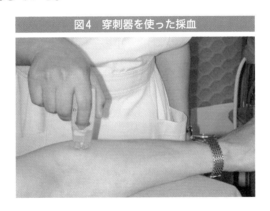

図4　穿刺器を使った採血

4）低・中・高血糖領域での測定値のバラツキと実用性

　表1（11頁）はこのシステムが日常臨床の血糖変動域（低血糖域、正常域、糖尿病域）で使用する血糖変動範囲の全般にわたって十分実用に耐えることを示している。

　図1、図2のY軸は本測定法、X軸は病院臨床検査室での正規の測定値を示し、Y軸の本測定法（クーロメトリーによる血糖測定

14

法) により得た数値が臨床実用上問題なく使用できることを示している。

5）皮膚血糖値と肘静脈血糖値の相関

　写真（図4）で示す部位で皮膚穿刺により得た血糖値（毛細血管血）と臨床検査室で正規に測定する血糖値（静脈血糖値）は、相関係数 r ＝ 0.954（r^2 ＝ 0.912）で、臨床上十分使用できることを示している（図2）。

　図5は実際の臨床症例に本法で得た測定法を用いて血糖のコントロールを実施した症例（自己免疫性肝炎にステロイドを使用して加療中）を示す。指先部（青菱形）と前腕部（赤四角）で実用上問題となる差がないことを表す。

図5　2型糖尿病患者での治療経過における比較

69歳・女性、インスリン療法中
自己免疫性肝炎にてステロイド
治療中の症例

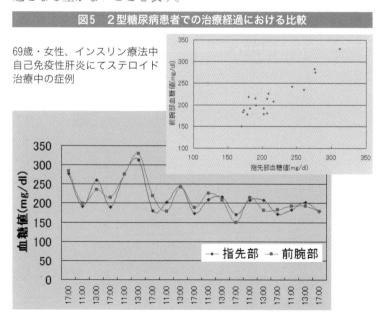

　皮膚穿刺による血糖値測定で、指先と前腕の部位別で疼痛の程度を比較した外来糖尿病患者へのアンケート結果は、後者で痛みが軽減されたと答える人の割合が89％に達した（**表2**）。

表2　Free Style® の使用感（白石共立病院糖尿病外来）

患者さんへのアンケート

質問1　採血部位について	
①　指先のほうが良い	22 ％
②　腕のほうが良い	45 ％
③　どちらでも良い	33 ％
質問2　痛みについて（現在使用中のものと比較して）	
①　痛みが軽減されている	89 ％
②　より痛い	0 ％
③　痛みは変わらない	11 ％

　FreeStyle®の使用感を40～80歳までの糖尿病患者、男性10名、女性8名の18名につき調査した。

　採血部位について①指尖部が良い、②前腕部が良い、③どちらでも良い、のうち1つを選択するよう尋ねたところ、①22％、②45％、③33％であった。

　採血時の痛みについての質問では、①現在使用中の部位に比べて痛みが軽減された、が16名（89％）、②現在使用中の部位より痛いと答えたものは0％、③変わらないと答えたものは2名（11％）であった。痛みについては軽減されたとの回答が最多であった。

■ 2　クーロメトリーの「個別医学」への応用

1）クーロメトリーの臨床への応用

　糖尿病治療の分野では、食事療法、薬物療法、運動療法などでクーロメトリーを用いて治療効果を解明できることが多々ある。一般に少数例で有意な結論を得るためには、少なくとも数例の症

例数、平均値や標準偏差が必要だが、**特定の個々の糖尿病患者での食事、薬物、運動療法の評価では本測定法を用いて結論を出すことは容易**である。

その理由は、測定時点の血糖値数が必要数まで随時増大できること、さらに測定対象（被験者）の身体諸条件が、時間の因子（日数単位の加齢因子）を除いては全く同一であるとみなしてよいことによる。これはつまり実際上採血が無痛であり、血液必要量が貧血などの副作用が無視できるほど少量のため、検査後二次的に危惧される被験者の不利益の恐れが実際上皆無であることによる。これを筆者は暫定的に「**個別医学（もしくは個体医学)**」と呼ぶことにした。従来の医学で用いられた推計学的方法による少数例の解析から結論を導く方法とはこの点が大きく異なっている。ただし、少数例の推計学的解析結果とは異なり、結果を一般化するには慎重な配慮が必要である。

2）カーボハイドレートカウンティング (carbohydrate counting; C.C.) は血糖コントロール上にどの程度信頼できるか

さて、このクーロメトリーによる血糖測定法を用いて検討したいと考えた問題の1つは、『糖尿病食事療法のための食品交換表』第7版（日本糖尿病学会編著、文光堂、2013年）の表1〜表6に関する問題である。糖尿病患者は通常1日3食摂取する食事の総カロリーを計量し、指示されるカロリーに一致させるよう医師・管理栄養士から指導されている。日常食品は栄養学的に6種類の表に分類され、同一表の中では、どの食品を摂取しても摂取カロリー

が同一であるように工夫されている。大変よく考案された方法であり、多くの病院や診療所ではこの交換表を使って食事指導が行われている。

この方法に立脚すれば、食品交換表の表1に含まれる食品群は、どの1単位も栄養学的には同熱量（同カロリー）である。**そこで問題は、例えば表1に含まれる食品は、血糖値に対しても同じように画一的に振る舞うであろうか？**　という問題提起である。

この背後には最近の報告[2]で、食事による急激な血糖上昇と直後の血糖降下の繰り返しによる "glucose spike" が血管内皮細胞を傷害し、血管合併症の発症に関与する、との論文が見られ、したがってこのglucose spikeは可及的に回避すべきであるとの仮説が提起されているからである。

3) 交換表の表1食品群では、どの食品も同じ影響を血糖値に与えるか？

①さとう、はるさめ、米飯

図6は、糖尿病の食事療法で食品交換表のいずれも表1に含まれる3種の食品、**さとう、はるさめ、米飯**のそれぞれ125 g = 200kcalを経口摂取した時の血糖曲線を示す。3種の食品交換表の表1食品は、**すべてが互いに異なり、全くバラバラで三者三様の血糖曲線を示す**のである。血糖の最高値は、はるさめが最も小さく120mg/dLだが、持続時間では最も長く4時間を超えている。対照的に早く高く145mg/dLまで上昇するのは**さとう**であるが、持続時間が160分と短い。米飯はその中間の動きを示している。

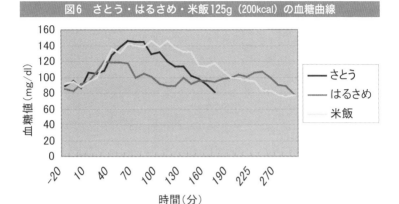

図6　さとう・はるさめ・米飯125g（200kcal）の血糖曲線

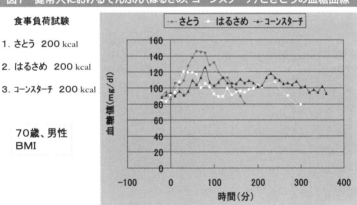

図7　健常人におけるでんぷん（はるさめ、コーンスターチ）とさとうの血糖曲線

② さとう、はるさめ、コーンスターチ

　図7はいずれも食品交換表の表1に属する**さとう、はるさめ、コーンスターチ**の3種の食品の各200kcalを摂食後の同一個体（70歳、男性、非糖尿病）での血糖曲線を示す。ただしコーン

スターチ（青色曲線）のみは加熱せず未調理のままである。これは意図的な未調理食品であって、コーンスターチを用いる目的が、インスリン治療中の糖尿病患者の**夜間低血糖**（夜間睡眠中に起こる低血糖）を防止するためであることによる。未調理にするのは、腸管からの食物の吸収速度を故意に遅らせ、インスリン作用が強すぎて血糖値が異常に低下する現象（医原性低血糖）を防ぐ目的で意図的に未調理にするのである[3]。このコーンスターチの効果は約6時間持続している。このためコーンスターチと少量のとろみをよく混和後、冷凍保存する。ただし食べやすくするため少量のリンゴジュースなどの果汁を添加する。これを就寝前に経口摂取させ、夜間の低血糖を予防することを目的としている（**表3**）。対照的に**さとう**（赤色曲線）は約150分で前値に戻り、最も短時間の血糖上昇にとどまった。**はるさめ**（黄色曲線）は両者の中間の約5時間の血糖上昇時間を呈したのであった。はるさめは未調理コーンスターチに次ぐ低血糖防止上の有望食品と考えられる。

表3　コーンスターチのレシピ

材　料

1. リンゴジュースなどジュース類　100mL
2. コーンスターチ　5〜10g
3. スルーソフト®（とろみ調整食品）　3g（専用さじ1杯）

作り方

① 1＋2　よくかき混ぜる
② ①＋3　沈殿しないよう素早くかき混ぜる
③ 冷凍保存

出典：『糖尿病と合併症』（「看護のための最新医学講座」8巻）、p.416、中山書店、2006年より。レシピは久留米大学主任栄養士　田中粋子氏作成。

《結　論》
　同一カロリー3種の食品交換表の表1食品の糖質は、摂取後三者三様の血糖曲線を呈し、決して一様ではなかった。

---

③　非糖尿病者でのはるさめとさとうの比較（これのみ男女各5名ずつ、計10名で比較）

　図8は非糖尿病者での**はるさめとさとう**との比較であるが、**さとうとはるさめ**の同一カロリー投与後の血糖曲線を比較した結果である。一見あまり差がないように見えるが、実はよく見ると違う。さとうは1峯性に上昇するが、**はるさめ**のピークはさとうより低いがその血糖上昇はより長時間、300分以上まで持続している。

図8　健常人におけるはるさめとさとうの血糖曲線

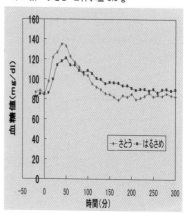

①はるさめ 60 g（ 200 kcal ）
　ポン酢　小さじ　2杯、塩 0.5 g

②さとう50 g（ 200 kcal ）
　ポン酢　小さじ　2杯、塩 0.5 g

健常人　n = 10
10名（男性5名、女性5名）

被検者の条件として
・食後2時間血糖値　140 mg/dl 以下
・HbA1c　5.8 % 以下
・BMI　25 以下　　　　　を満たす

	男性	女性
身長	175.5cm	159.7cm
体重	65.1kg	49.1kg
BMI	21.1	19.2
年齢	40	37

④ 男性、女性で性差はあるか？

　図9は男女各5名、計10名にさとう50g（200kcal）服用後血糖を追跡したデータである。男女ともに140mg/dLまで上昇したのち下降に転じ、投与前値を下回っている。意味のある差かどうかは不明であるが、男性でやや頂値に遅れが見られる。また両性ともに120分以後に血糖値が前値を下回っているが、おそらくインスリンが多量に分泌されたためと思われる。しかしインスリンは測定していないので、この成績から結論はできない。

　図10は同じく男女ではるさめ60g、200kcalを投与後の両性の血糖パターンであるが、男性で若干20分程度の時間遅れがあるが、その差はわずかである。

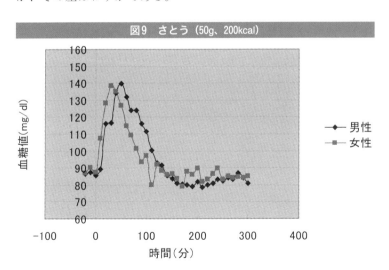

図9　さとう（50g、200kcal）

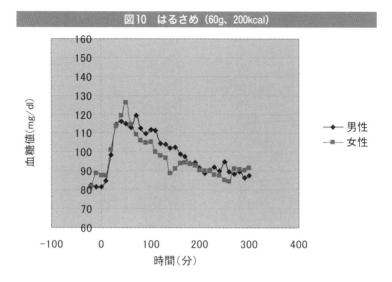

図10　はるさめ（60g、200kcal）

（縦軸）血糖値（mg/dl）
（横軸）時間（分）

凡例：
◆ 男性
■ 女性

⑤　2型糖尿病の2症例で**さとう**と**はるさめ**投与後の血糖値を比較した。**さとう**は**図11**左図の70歳男性肥満例では早期に200mg/dLまで上昇したのち200分で前値に、以後300分までは前値を下回って低下した。**はるさめ**は緩やかに上昇し280分まで持続した。**図12**右図では**さとう**摂取後60分で頂値320mg/dLに達した後180分で前値に戻り以後も下降を続け、240分で50mg/dLまで低下して低血糖症状を呈したので治療目的でブドウ糖10gを経口摂取させ、患者は低血糖から回復した。おそらく急激にインスリン分泌が生じたものと考えられたが、インスリンは測定していない。

⑥　同一カロリーの各種でんぷん投与後の血糖値の異動

　　図12では、70歳男性（BMI 22.5）が各種のでんぷん12種類200kcalを加熱調理後摂食した。さらに未調理のコーンスターチも加

図11 2型糖尿病患者における、はるさめとさとうの血糖曲線

①はるさめ 60 g（200 kcal）　　②さとう 50 g（200 kcal）

70歳・男性、BMI 27.1　　　　66歳・女性、BMI 23.2
グルコバイ50mg、アクトス45mg、ジベトスB50mg　ファスティック30mg

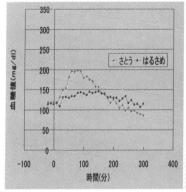
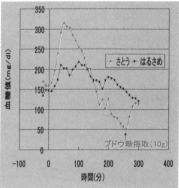

図12 各種でんぷんの食後血糖曲線

70歳、男性 BMI：22.5

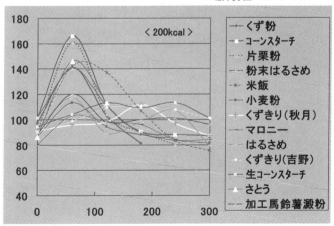

えて合計13種類を比較した。**驚くのは同じでんぷん類でありな
がら、非常に多彩な試験食後の血糖パターンを示すことである。**
最も高く1峯性に血糖が上昇したのは加熱調理後のコーンスター
チと片栗粉であった。対照的に緩徐だが最も長時間、約300分
110mg/dL前後の血糖値を維持したのは未調理の生コーンスター
チであった。後者に似た2峯性の血糖上昇を示したのはマロニー
であった。でんぷんは種類により、また調理法によって**経口摂取
後の血糖曲線は千差万別の観を呈し、決して均一の曲線を示さな
かったのである。**

⑦ 筋肉運動の食後血糖値への効果

　図13は、食パン2枚とマーガリン8g、ジャム15gの合計
421kcalを経口摂取した後の血糖値である。同一食品を摂取後
100kcal相当の筋肉運動（ランニング）を食後30分から60分ま

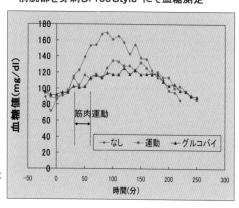

図13　運動の効果はα-GIとほぼ同じ

（健常人）　70歳、男性・BMI 22.9
前腕部を穿刺しFree Style®にて血糖測定

① 食事のみ
　（421 kcal）

食パン　　2枚
マーガリン　8g
ジャム　　15g

② **食事＋運動**

運動：100 kcal
食後30〜60分に実施

③ **食事＋グルコバイ100 mg**

での30分間トレッドミルを用いて行った場合の血糖値を薬剤、α-GI：グルコバイ®100mg服用の場合と比較した。筋肉運動とグルコバイ®はほぼ同程度に食後血糖上昇を抑制している。筋肉運動を選んで実行できる場合、安易に薬に依存するのではなく日々の生活（日常活動）を見直せば血糖値の管理はできることを示した1例である。

⑧ 食物繊維から作製したファイブミニ®の効果

　図14は、食物繊維から作製した商品のファイブミニ®が任意の食事（食パンなど467kcal）の食後血糖に及ぼす効果を調べたものである。この条件下ではファイブミニ®には、食後血糖の上昇抑制効果が認められなかった。

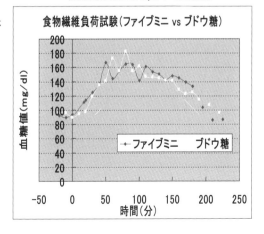

図14　健常人ではファイブミニ®は効果がない

69歳、男性：身長（171cm）体重（67kg）BMI（22.9 ）
前腕部を穿刺しFree Style®にて血糖測定

① 食パン+ファイブミニ3本
　　（467 kcal）

タンパク質　11.2g
脂質　　　　5.3g
糖質　　　　93.5g
食物繊維　　23.8g

② 食パン+ブドウ糖37.5g
　　（467 kcal）

タンパク質　11.2g
脂質　　　　5.3g
糖質　　　　93.5g
食物繊維　　2.8g

食物繊維負荷試験（ファイブミニ vs ブドウ糖）

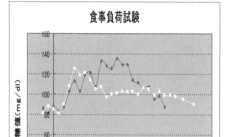

図15　健常人における食事で摂取する食物繊維は血糖には無効

69歳、男性：身長（171cm）体重（67kg）BMI（22.9 ）
前腕部を穿刺しFreeStyle®にて血糖測定

① 高繊維食（ 529 kcal）

ごはん 150g、納豆 50g
ひじきとニラのサラダ
わかめとオクラの煮物

タンパク質　20.5g
脂質　　　　12.3g
糖質　　　　76.3g
食物繊維　　13.3g

② 低繊維食（ 529 kcal）

ごはん 230g、奴豆腐 100g
ポーチドエッグ 50g

タンパク質　17.0g
脂質　　　　9.6g
糖質　　　　88.4g
食物繊維　　1.1g

食事負荷試験

⑨　日常の普通の食事に含まれる天然の食物繊維は、**図15**のように食物繊維の1量（1.1g）と12倍量（13.3g）で比較したが、この場合、血糖値には差は認められなかった。

⑩　2種のα-GI薬の効果の比較

　食パン摂取後の高血糖抑制薬剤として、2種類のα-GI（glucosidase inhibitor、腸管内の糖質吸収阻止効果をもつ薬剤）を**図16**のような条件で比較してみた。食事のみの場合に比較してベイスン®0.3mgとグルコバイ®100mgは、両薬ともに食後血糖の上昇（頂値）を抑制した。この条件下ではグルコバイ®の抑制効果がベイスン®より優れていた。副作用や薬価、より長期間の効果、患者の好みなどを総合的に勘案して薬剤を選択することになろう。

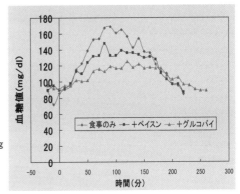

図16　2種の血糖降下薬（α-GI）の効果比較

⑪ 難消化性デキストリン（パインファイバー®）も4.5gと9.0gで試してみた（図17）。本条件下では高用量9.0 g のみで20mg/dL程度の食後血糖の上昇抑制効果が認められた。

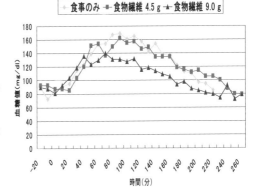

図17　難消化性デキストリン（パインファイバー食物繊維）は高用量のみ有効

本節をご覧いただいた読者諸氏は、**未調理コーンスターチやはるさめ**が実験対象に頻発することに辟易されたかもしれない。

その理由は、未調理コーンスターチがインスリンによる夜間低血糖の予防に私の知る限りおそらく最適の予防食品であることによるのである。しかしこの食品は残念なことに食べにくい。はるさめはこれに比べれば食べやすいなじみの食品である。未調理コーンスターチに代わる食品になり得るのではないか、との期待がはるさめにあるためである。

■ 3　個別医学でのクーロメトリーの貢献

　臨床医学の発展過程では、複数症例の分析で一般的な結論を出し、その結論をもとに臨床医学が進歩発展してきたのは紛れもない事実である。その一方で、個別医学は個々の症例でどの治療法がより有効であるかを端的に示すことが可能である。個体によりA治療法がB治療法に勝る、あるいは差がない、あるいはA治療法はB治療法に劣るなど、これを端的、可視的に示すことが可能である。臨床の現場では患者からどの治療法（治療薬）が自分にフィットするか尋ねられる場面も少なくない。また、主治医はつねに当該症例で治療法の優劣を自問自答して治療法を選択している。前述のクーロメトリー法は、これらの場面で質問に答える方法として有用である場合が極めて多い。

　以上、筆者は、臨床診療の傍ら若干の臨床上の諸問題の解決にクーロメトリーによる指先以外の採血部位を用いる皮膚血糖の測定が、糖尿病患者での治療成績の向上に資することを実際例で示した。本法が日常生活上の個々の糖尿病患者の治療成績向上に役立ち、多数の糖尿病患者が指先採血の苦痛から解放されることを

衷心から願うものである。

II. 2型糖尿病の治療

　本稿執筆時で最も新しい全国データである「平成28年度国民健康・栄養調査」では、わが国の糖尿病患者は「糖尿病が強く疑われる者」が1,000万人、「糖尿病の可能性を否定できない者」も同じく1,000万人となっている。両者を合わせれば、国民の約16％に達する。この原因には種々の因子が関与しているであろうが、①就労上、非正規職員待遇などによる生活上の不安、家庭内の諸問題、精神的ストレス、②筋肉運動の不足による肥満の増加、③食生活の不安定、④食育の不足、⑤遺伝的要因などが複雑・複合的に関与しているものと思われる。

　この場合の糖尿病患者は大部分（95％）が2型糖尿病である。わが国では、残りの数％を1型糖尿病と1, 2型以外の「その他の糖尿病」が占めている。図18は筆者の現役時代の治療成績（白石共立病院、佐賀県白石市）を示している。HbA1cは「糖尿病性合併症予防のための目標値を7.0％未満」と考えると、445/688 ＝64.7％となり、2/3が目標を達していることになる。逆に言えば、外来患者の1/3は治療にさらなる工夫が必要ということになる。

　わが国を含めたアジア地域は、地球規模で考えると2型糖尿病が多い地域と考えられている。それは巨視的視野で眺めれば、この地域が世界人口79億の半分以上を抱える地域であり、かつ過

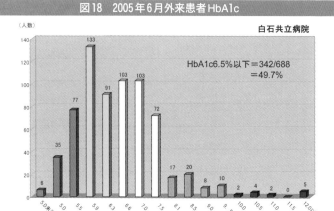

図18　2005年6月外来患者HbA1c

白石共立病院

（人数）

HbA1c6.5%以下＝342/688
＝49.7%

充足因子数　4　　　3　　　2　　　1　　　0

去に飢饉に見舞われた区域でもあるからである。したがって餓え
には耐えてきた歴史をもつが飽食には弱い人々（われわれ日本人
を含めて）の子孫が住む地域でもあるからである。筆者はわが日
本を含めたアジア人も約5〜20万年前に出アフリカを果たしたホ
モ・サピエンスの末裔である以上、他の地球人と体質的には同質
の人種であると考えている。

　さて現時点では最も新しい「平成28年度国民健康・栄養調査」
の結果が公表されている。**図19**では平成9〜28年の「糖尿病が
強く疑われる者」1,000万人と「糖尿病の可能性を否定できない
者」1,000万人を棒グラフに示した。性別では「強く疑われる者」
は男性に多く、女性ではやや少ない（『平成28年国民健康・栄養調
査結果の概要』の8頁の図2）。治療中の「強く疑われる者」と「否
定できない者」の合計は2,000万人に達するが、この合計総数は

図19　「糖尿病が強く疑われる者」、「糖尿病の可能性を否定できない者」の推計人数の年次推移

（20歳以上、男女計）（平成9年、14年、19年、24年、28年）

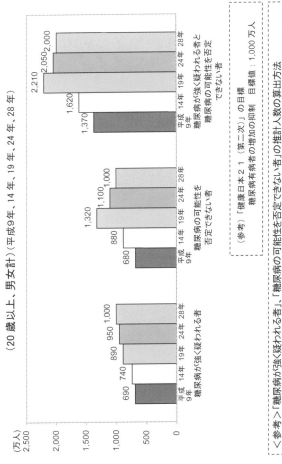

（参考）「健康日本21（第二次）」の目標
　糖尿病有病者の増加の抑制　目標値：1,000万人

<参考＞「糖尿病が強く疑われる者」、「糖尿病の可能性を否定できない者」の推計人数の算出方法
性・年齢階級別の「糖尿病が強く疑われる者」、「糖尿病の可能性を否定できない者」の割合に、それぞれ総務省統計局「人口推計（当該年の10月1日現在）」の性・年齢階級別の全国人口を乗じて全国推計値を算出し、合計した。

出典：『平成28年国民健康・栄養調査結果の概要』厚生労働省．2017．p.8．https://www.mhlw.go.jp/file/04-Houdouhappyou-10904750-Kenkoukyoku-Gantaisakukenkouzoushinka/kekkagaiyou_7.pdf

平成19年、24年に比べるとこの2年で約200万人減少している。
「健康日本21」など、官民一体の努力が実を結びつつあるとみる
ことができる。

■ 1　2型糖尿病治療の原則

　前述のようにわが日本人も、5〜20万年前にアフリカ大陸を出
てユーラシア大陸を北進あるいは東進し、北米、南米、太平洋諸
島と世界各地に広く生活域を広げてきたホモ・サピエンスの末裔
である（**図20**）。筆者の基本的な思考法は、細かいことには目を
つむり大筋から入る方法が好みである。この思考法から始めて、

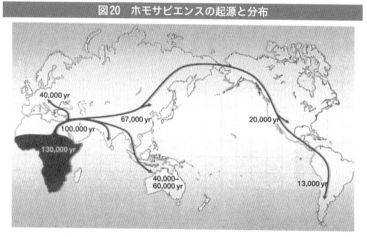

図20　ホモサピエンスの起源と分布

　現代人類の起源は十分わかっていないが約20万年（13万年〜46.5万年）前と考
えられる。ミトコンドリアゲノムの分析から、アフリカサハラ砂漠以南の起源
から、おそらく10万年以内に世界各地へ拡散していったと考えられている。各
大陸の化石や考古学的証拠からこの図に示すような軌跡が考えられている。

　出典：Nature 408: 652, 2000.

以下に2型糖尿病治療の基本を考えてみたい。いわば骨太の2型糖尿病の治療法である。

　それにはホモ・サピエンスの歴史から入ると理解しやすい。人類はほとんどの時代で食料の調達に追われていた。植物の種子、野草、ウサギ、シカ、イノシシなどの小動物のほか、時には馬、牛、羊、山羊の動物、時には野生の大型動物や水棲の魚、鯨なども含まれる。しかし野生の動植物はどうしても季節や気候、災害、闘争、戦争などにより食料の安定供給に問題が生じやすい。ところが人類は約1万年前に小麦、米などの栽培により農産物の生産技術を手に入れたことで文明を築くことができた（拙著著作集I『糖尿病医の言い分』の「なぜ糖尿病になるのか」209〜214頁参照）。これらの穀物ももちろん気候、戦争など諸種の原因で変動を免れないが、最大の利点は農産物の小麦、米、粟など穀物は年余の長期貯蔵が可能なことである。いつでも貯蔵穀類を食料に使用できる環境と引き換えに、肥満、痛風などのエネルギーの過剰摂取による文明病に悩むことにもなった。つまり穀物の貯蔵は、現代にも存在する疾病を心ならずも招くことにもなった。

　現在糖尿病の罹患率の高い地域の筆頭は、日本も属する東アジアである。成人（20〜79歳）における世界の糖尿病人口は2011年現在で約3億6,600万人に上り、成人人口の約8.3％が糖尿病とみられている。日本は中国、インドに次いで糖尿病患者が多いとされている。

　一方、別個の資料である国際糖尿病連合（IDF）の調査によると、2013年現在までの糖尿病患者数の世界ランキングは以下の

ようになっている。1位 中国（約9,840万人）、2位 インド（約6,507万人）、3位 アメリカ（約2,440万人）……10位 日本（約720万人）である。

　そこで筆者はこれらの事実や成績に基づいて、2型糖尿病の主病因としてインスリン抵抗性を考え、この病因に対してビグアナイド剤を第1選択薬として使用することを考えた。こう考えた理由の1つは、伊藤千賀子氏らの疫学的研究である。伊藤は広島市で広島市民の長年の追跡調査から、非肥満群では糖尿病発症の11年前から、肥満群では7年前からインスリン抵抗性が出現することを報告している（伊藤千賀子『糖尿病の予防と管理－疫学研究によるアプローチ』診断と治療社、2001年）。わが国の糖尿病患者での大規模調査から得られた貴重な成績である。日本糖尿病学会は『糖尿病治療ガイド2018-2019』でビグアナイド薬として塩酸メトホルミン（250〜750mg）と塩酸ブホルミン（50〜150mg）を挙げている。筆者の考えるところでは、塩酸メトホルミンの使用量上限750mgは適量ではない。少なすぎるのである。そのため白石共立病院の2型糖尿病患者で治療に塩酸メトホルミン使用中の患者の協力を得て、コントロールが不十分な2型糖尿病患者では同薬を1,000mg、症例によっては1,500mgまで増量した。もちろんビグアナイド剤副作用の指標である血中乳酸をモニターしながらである。

　筆者が久留米大学退職後に医師として働いた1999〜2007年、白石共立病院（佐賀県白石町）の糖尿病外来での成績（**図21**）を以下に述べたい。

　当時の2型糖尿病患者のうちでは過半数がメデット（塩酸メト

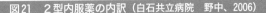

図21　2型内服薬の内訳（白石共立病院　野中、2006）

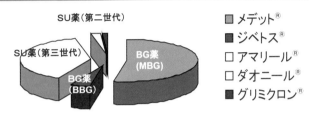

SU薬（第二世代）
SU薬（第三世代）
BG薬（BBG）
BG薬（MBG）

■ メデット®
■ ジベトス®
□ アマリール®
□ ダオニール®
■ グリミクロン®

> ※メデット®は2016年販売中止。通常市販薬剤の販売中止は、副作用など何か不都合が生じたケースが多い。この場合はその例ではない。既販売メデット®（1日使用量250~750mg、メデット®はメルビン®の後発医薬品である）の使用量が少なすぎたので適正な使用量に増量するため従来のメルビン®とは別名でメトグルコ錠®250mg/500mgとして販売することになったようである。メトグルコ錠®は2015年6月から大日本住友製薬から発売され、1日750mg～1,500mgが通常使用量として使用可能となった。患者の状態により適宜増量できるが、1日最高使用量は2,250mgまでとされている。
>
> 　この新しいメトグルコ錠®の販売開始は、著者の年来の主張であるこれまでのMBGの使用量、最大使用量750mg/日、が過少に過ぎるとの意見（35、36頁）に一致するものであり、著者としては大いに歓迎したい。時間は要したが適正な使用法に戻されたのである。

フォルミン, methylbiguanide; MBG）であり、一部はブフォルミン塩酸塩（butylbiguanide; BBG）である。また残りのSU剤も第3世代のglymepiride（アマリール®）であり、インスリン分泌促進作用のみならず、インスリン抵抗性改善作用を併せ持つ薬剤である。すなわち、残りの数％を除いてすべてインスリン抵抗性改善薬である。

　ビグアナイドの副作用はよく知られており、特に重篤な副作用として乳酸アシドーシスがある。『糖尿病治療ガイド2018-2019』では、本合併症を避けるために、肝・腎・心・肺機能障害を有す

るもの、脱水、大量飲酒者、下垂体・副腎機能不全患者などの使用を避けるよう注意が喚起されている。

一方、わが国のBG薬の歴史を回顧すると、比較的早期の1961年にメトフォルミンが発売されているが、その時の使用量は250〜1,500mg/日（1〜6錠/日）であった。ところが不幸なことに1977年に米国でphenformin（phenethylbiguanide; PBG）による死亡例が報告された。わが国ではBG薬全般の使用禁止を免れるために、この時期にわが国のMBGの使用量上限を750mg/日に制限・変更したといわれている。

しかしこの変更は使用上限をやや過剰に制限・設定したのではないかと筆者は考えている。もともとMBGやBBGはPBGに比べて2型糖尿病の血糖降下作用もより弱いのである。したがって乳酸アシドーシス誘発の副作用も少ないと考えられる。

しかも日本人に比べてインスリン抵抗性がより強いと考えられている欧州人の報告では、MBGの使用量はずっと多い。例えばSalpeter SRらの報告[4]では、194編の文献を渉猟した30,000患者・年のメトフォルミン使用例を、同数の同薬非使用対照例と比較し、乳酸アシドーシスの発症を否定している。さらに血中乳酸値でも非使用例と差がない。これらの文献例での使用量は1〜3g/日、1月以上である。結論としてメトフォルミンは禁忌例（肝・腎不全）に投与しない限り安全であると要約している。

そこで筆者らは通院中の2型糖尿病患者の同意を得てメトフォルミン6錠（1,500mg/日）服用中の6名の患者に、2か月間半量の3錠（750mg/日）に減量してもらったところ、全員が減量期間中

にHbA1cが上昇した。これら6名の患者には再度6錠/日に戻してもらった。HbA1cは増量後には順調に再度低下したのであった（**図22**）。これらの事実は、この6名の患者ではメトフォルミン3錠では効果が不十分で、6錠で初めて効果が得られることを示している。佐賀県ではこれらの成績を踏まえて、同薬では6錠/日まで保険適用が承認されている（筆者の白石共立病院在籍中は承認されていた）。

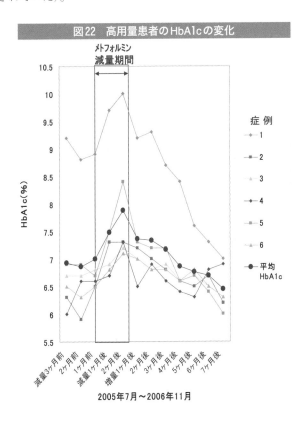

図22　高用量患者のHbA1cの変化

メトフォルミン
減量期間

HbA1c（%）

症　例
- 1
- 2
- 3
- 4
- 5
- 6
- 平均 HbA1c

減量3ヶ月前　2ヶ月前　1ヶ月前　減量1ヶ月後　2ヶ月後　増量1ヶ月後　2ヶ月後　3ヶ月後　4ヶ月後　5ヶ月後　6ヶ月後　7ヶ月後

2005年7月～2006年11月

2　無自覚性低血糖の原因と対策

1）低血糖とは何か

　低血糖とは何かをまず定義しておく。血糖値（blood glucose level）は血液中のグルコース濃度を指し、通常 mg/dL または mmol/L（SI単位）で表現される。近年国際的には SI単位が好んで使われているが、わが国ではなお mg/dL が一般的である。この表記法での血中ブドウ糖濃度の正常値は 70〜110mg/dL である。したがって低血糖とは、血液中のブドウ糖濃度が 70mg/dL 以下に低下している状態をいう。その理由は、生体の低血糖への防御反応が通常このレヴェルを下回ると起こるためである。この場合の人体の反応を観察した論文が Widom B らにより報告されている[5]。

　血糖が 70mg/dL を下回ると、まずカテコールアミン、グルカゴン、コーチゾル、成長ホルモンなどの低血糖拮抗ホルモンが相次いで分泌され始める（表4、図23）。拮抗とは、この場合下がろうとする血糖値に抗していずれも低血糖から正常血糖へと血糖を上昇させる（回復させる）作用をもつホルモン群である。しかし私たちがこれらのホルモンの中で分泌を知覚できるのは唯一カテコールアミンのアドレナリン（エピネフリン）のみである。アドレナリンは脈拍を速め、血圧を上昇させ、体を熱くさせ、体を震わせ、肝、骨格筋のグリコーゲンを分解して血中ブドウ糖濃度を上昇させる。このホルモン作用がこのように知覚できるので、アドレナリンの分泌が生じていることを私たちは拮抗ホルモンの中で唯一知る（自覚する）ことができるのである。しかし他の拮抗

表4　低血糖のヒエラルキー

健常人で人工膵島を用いて血糖を下げると、通常次の順序の
反応がみられる（数字は平均値）

- ・80mg/dL インスリン分泌の停止
- ・68mg/dL グルカゴン、アドレナリンが分泌される
- ・53mg/dL 自律神経症状の発現
- ・48mg/dL 認知障害
- ・40mg/dL 嗜眠
- ・30mg/dL 痙攣

※自律神経症状：別名警告症状ともいいアドレナリンの分泌症状である

図23　低血糖の進行に伴う徴候、症状、拮抗ホルモン分泌 （低血糖反応のヒエラルキー）

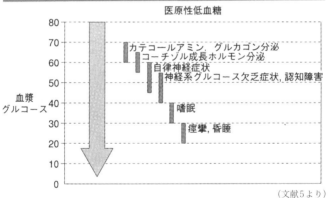

（文献5より）

ホルモンであるグルカゴン、コーチゾル、成長ホルモンは、血中に分泌されても、いずれも知覚することはできない。

　表4、図23は健常人で人工膵島を用いて血糖を下げていく場合、血糖値の低下に従って生じる身体の反応を示している。表4の反応を図示したものが図23である。このようにアドレナリン

分泌は 68mg/dL で始まるが、なお血糖が下がり続ければ認知障害、嗜眠、痙攣へと進んでしまう。

インスリン治療が生命維持に必須の1型糖尿病の場合、必要以上にインスリンが過剰になり血糖が低下してしまうことは日常臨床上、時に起こりうる病態であり、**インスリン（誘発）低血糖**と呼ばれている。インスリン低血糖は一度起こると次に述べる無自覚性低血糖が起こりやすくなる。

その理由は、低血糖を一度でも経験すると、通常のアドレナリン分泌閾値がさらに低い低血糖領域へ移動するためである。すなわち通常であれば 68mg/dL にある分泌閾値が、例えば 40mg/dL へと低下してしまう。したがって血糖値がこの場合、例えば 45mg/dL であってもアドレナリン分泌は自覚されない。したがって本人は低血糖を認識できず、低血糖の際に取るべき正しい処置であるブドウ糖摂取をしないことになる。しかしこのまま経過すると、認知障害が生じ、失見当識のために自己の位置感覚が失われ、どこにいるかわからなくなって転倒したり、交通事故に遭遇したりして危険である。これが**無自覚（性）低血糖**といわれる病態であり、できるだけ避けるべきである。

香野修介はヴォランティアの協力を得て、この問題を検討した。この論文（英文）の詳細は本書第4章で紹介する。本論文ではヒトで、低血糖がある時間持続すれば、ただ1回の低血糖であっても無自覚性低血糖が発症することを証明した。したがって無自覚性低血糖は、発見次第直ちに、早期に治療することが望ましい。短時間のインスリン低血糖であれば、低血糖による無自覚性低血

糖は発症しないのである。

　さて、このような病態がなぜ生じるのか。Boyle PJは図24のような仮説を提唱している[6]。血中のブドウ糖は脳毛細血管から脳細胞に取り込まれるまでには、少なくとも2回の血液脳関門に存在するブドウ糖担体の作用により転送される必要がある。血中ブドウ糖は、脳毛細血管から脳間質に取り込まれるためにglut 1、さらに間質から脳ニューロンに取り込まれる時にglut 3の計2種類の担体の取り込み作用を受けなければならない。これらの担体個数は血中ブドウ糖の濃度により変動するのである。低血糖の際は、これらのブドウ糖担体数は増加してブドウ糖を多く脳細胞に取り込み、脳機能を維持しようとする。この適応現象が副腎カテコールアミンの分泌閾値を低いほうへ変動させる。

　逆に高血糖の際にはこれら担体数は減少する。高血糖では脳細胞にブドウ糖が容易に入るため、カテコールアミンの分泌は正常血糖の時には生じない。閾値からいえば、高いほうへ移動するの

図24　大脳動脈からニューロンへのブドウ糖の転送

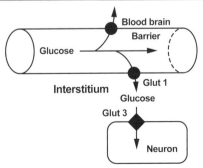

（文献6より）

である。この事情はインスリン治療糖尿病患者の血糖自己測定（self monitoring of blood glucose; SMBG）の記録を丹念に辿ってみれば明らかになる。高血糖に曝されていれば、カテコールアミンのアドレナリン分泌閾値は高いほうへ移動する。SMBGを几帳面に記録している患者の自己血糖記録ノートを見れば、血糖が100mg/dL以上であっても、しばしばカテコールアミン分泌症状である低血糖症状（頻脈、熱感、振戦など）を自覚することがSMBGノートに記録されているのである。したがってカテコールアミンの分泌症状は、コントロールが良ければ低血糖領域へ、悪い時あるいは未治療糖尿病患者ではしばしば100mg/dL以上の空腹時血糖であってもカテコールアミン分泌を自覚する、と総括できる。

この事実を裏付ける成績は、インスリンを注入して低血糖時のアドレナリンの分泌閾値を測定してみると（図25）、ヘモグロビンA1c（HbA1c）の値により図26のように3群に層別分類した糖尿病患者では、低血糖に対する反応は血糖コントロールの良好な

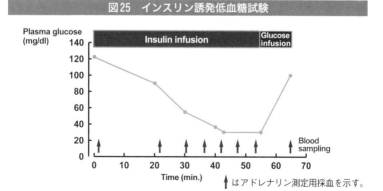

図25　インスリン誘発低血糖試験

↑はアドレナリン測定用採血を示す。

図26　低血糖時のアドレナリン分泌閾値

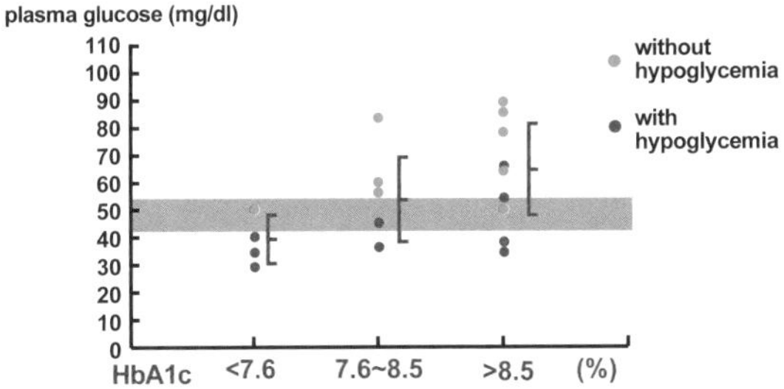
plasma glucose (mg/dl)
110
100
90
80
70
60
50
40
30
20
10
0
HbA1c
<7.6
7.6~8.5
>8.5
(%)
without hypoglycemia
with hypoglycemia

注：血糖コントロールがよい（ヘモグロビンA1cが低い）患者ほど、アドレナリン分泌閾値が低下している。中央帯状ピンクのバーは正常分泌域を示す。

群ほど閾値が低下し、コントロールの良くない群では閾値の上昇が観察されることから得られる結論である。

2）無自覚性低血糖の分類（表5）

さて前述の無自覚性低血糖の病理を演繹すれば、これらの低血糖は決してインスリン治療に限定して見られるものではない。表5の器質性、持続性、不可逆性のものは膵島α細胞そのものの消失、あるいはそれを支配する視床下部から副腎への神経系の器質的損傷であるので説明を要しないであろう。

機能性、一過性、可逆性の無自覚性低血糖こそ本稿で取り上げたい病態である。この病態は1型糖尿病（インスリン依存性糖尿病）でインスリン治療中にしばしば認められる。そのほかに表5に示すようにインスリノーマや神経性食思不振症で認められる。これらの病態では血糖値の低下が持続する過程で脳glutが増加し、低血糖でもブドウ糖が脳実質細胞に取り込まれるように適応して

表5　無自覚性低血糖の分類

《器質性、持続性、不可逆性》

●膵島 α 細胞、β 細胞の機能廃絶による糖尿病

・慢性アルコール性膵炎

・ヘモクロマトーシス

・膵全摘出（悪性腫瘍など）

神経障害：糖尿病性自律神経障害

《機能性、一過性、可逆性》

●アドレナリン（拮抗ホルモン）分泌閾値の異常低下

意識障害を伴う医原性低血糖──糖尿病、健常人

・インスリノーマ

・神経性食思不振症

いるためだと考えられている。インスリノーマでは、腫瘍摘出後には低下していたアドレナリンの分泌閾値は次第に上昇し正常値に回復する。神経性食思不振症でもうまく食思回復に成功すれば、低下していた低血糖発現血糖閾値は再び上昇し、正常閾値まで上昇するのである。

3）インスリン低血糖からの回復にはさとうよりもブドウ糖が望ましい

さて、低血糖が発症し意識レヴェルが低下した糖尿病患者を回復させるために用いるべき糖質はさとう（蔗糖）ではなく、ブドウ糖が望ましい。その理由は構造式から自明のように、さとうは1分子の半分がブドウ糖で他の半分は果糖である。したがってブドウ糖は、重量当たりではさとうの2倍のブドウ糖を含有する。それだけ効率が良い（**図27**）。低血糖からの回復力も2倍強

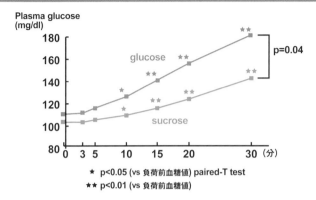

図27　DM患者におけるさとうとブドウ糖負荷後の血糖値（各20g）

い。ブドウ糖は多くのスーパーマーケットで購入が可能で、インスリン低血糖が起こりうる糖尿病患者（インスリン分泌促進内服薬やインスリン注射使用中の糖尿病患者はすべて）には、ブドウ糖は必携品で、ポケットやバッグに常時2〜3袋は携帯すべき食品である（図28）。

またブドウ糖が入手しにくい状況では、市販の清涼飲料水が選択肢に入る。この場合、注意すべきは清涼飲料水中のブドウ糖含

図28

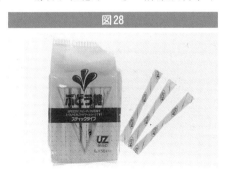

表6　市販清涼飲料水中のブドウ糖含量（武田薬品提供）

商品名	1ボトル中の含量（g）	1ボトルの容量（mL）
ファンタグレープ	20	350
ファンタオレンジ	18.9	350
ハイシーオレンジ	15.4	350
ハイシーアップル	14	350
コカコーラ	13	350
はちみつレモン	8	350
午後の紅茶	0.09	340
ジョージア（コーヒー）	0.09	250

（ブドウ糖以外の糖質〈ショ糖、果糖〉は省略）

有量である。**表6**は1ボトルが含有するブドウ糖含有量を示している。上部にあるものほど推奨すべき商品である。下部にある3商品は、この状況では低血糖対策には無効であり、推奨できない。

4）ソフトドリンク・ケトーシス

　1990年5月、17歳の男子高校生が口渇、多飲、意識障害を主訴に入院してきた。これが本症との出会いである。1年前に高血糖、尿糖を指摘されたが放置していた。今回全身倦怠が強くなり、悪心、嘔吐を訴え、1週間後胸痛、腹痛で救急病院を受診した。その際の検査所見は**表7**のようであった。高血糖、アシドーシス

表7　ソフトドリンク・ケトーシス第1例（O.Y.）の入院時検査所見

検　尿：グルコース（＋＋）、ケトン（＋＋＋）
検　血：赤血球 658×10⁴/μL、白血球 20,600/μL、Hb 18.9g/dL、Ht 56.5%
　血液ガス　pH 7.08、HCO₃⁻ 3.5mmol/L、BE −24.6mmol/L
　血　　糖　891mg/dL、HbA1c 14.4%、フルクトサミン 642μmol/L
血中 CPR：0.6ng/mL
尿中 CPR：30〜108μg/日

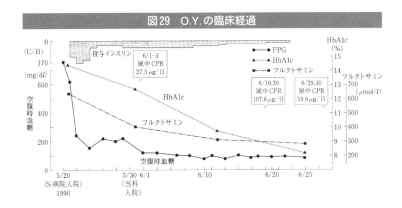

図29　O.Y.の臨床経過

があるが、尿中CPRは保たれている。身長171cm、体重91kgで高度肥満（BMI31、肥満度142％）がある。眼底には異常がなかった（罹病期間が短いためと思われる）。直ちに輸液とインスリンによる治療を開始した。

　図29にその後の経過を示す。約1か月のインスリン治療の後インスリン治療から完全に脱却し、食事療法のみで血糖値は正常化した。高血糖の病期中もC-ペプチド反応はよく保たれ、完全寛解時の反応は正常であった。本症例のHLAは、A24、A31、Bw42、Bw58、Cw1、Bw4、Bw6、DR4、DRw6であり、膵島関連自己抗体ICA、ICSA、ICA512、GADAはすべて陰性であった。以上より本症例の糖尿病は2型糖尿病であり、1型ではない。本症例の食事歴は極めて特徴的であり、入院前の1か月間にソフトドリンクを多飲していたことが確認できた。

　教室の山田研太郎が福岡県糖尿病懇話会の会員病院の協力を得て次の症例選択基準を満たす症例を集計した。すなわち一過

48

性のケトーシスで発症または治療された2型糖尿病〔non insulin dependent diabetes mellitus; NIDDM〕で、①糖尿病の新規発症例、または食事・運動療法のみで治療されていた例、②ケトーシスの原因となるような感染症や強いストレスがなかったもの、③ケトーシスを呈した時またはその6か月以内に、標準体重の110％以上の肥満があった症例、④食事療法・経口血糖降下剤で改善したか、インスリンを使用した場合でも6か月以内に中止できた例、のいずれかを満たす症例であった。当時の25症例にその後の自験例2例を加えた27症例の分析結果を**表8**に一括して示す。

　これらの症例をまとめると、症例は男性が8割を占め、青年期に多く、すべて肥満者であり、ケトーシス発症時まで自分が糖尿病と知らなかった者が8割を超え、病識をもっていなかったことがわかる。また血中C-ペプチドは1型糖尿病と異なり、相当程

表8　ソフトドリンク・ケトーシス27例の特徴	
性比	男性81％（男22例、女5例）
年齢39歳以下	77％（27例中21例）
BMI（kg/m2）	男28.5±5.7　女25.6±3.1
既往最大体重（kg）	男98.0±14.9　女76.2±15.7
発症時血糖値（mg/dL）	男601±305　女260±49
ケトーシス	100％
アシドーシス	33％（18例中6例）
HbA1c（％）	男13.5±2.6　女12.2±3.2
血中Cペプチド（ng/mL）	男1.9±1.0　女1.5±0.8
糖尿病未診断例	81％（27例中22例）
過食食事歴	77％（27例中21例）
ソフトドリンク摂取歴	93％（27例中25例）

度保たれている。血中および尿中のＣ-ペプチドはほぼ正常であり、グルカゴン注射に対する膵臓からのC-ペプチド分泌反応は十分である。食事歴では習慣的なソフトドリンクの摂取歴をもつ者が9割を超え、全員がケトーシスを示すことが本症を「ソフトドリンク・ケトーシス」と呼称する所以である。特徴的なことは、血中の膵島関連自己抗体が陰性であり、多くの症例が意識障害から回復後は薬剤を使わずに血糖値が正常化する。すなわち本症は元来2型糖尿病であり、これが一過性にケトーシスを呈したものと考えられるのである。

　ここで注目すべき点は、本症は診断される多くの症例で、**表9**右端のケトアシドーシス期のインスリン依存状態で発見診断されるが、治療に成功すれば今度は表中反転矢印で示したように、インスリン依存状態からインスリン非依存状態へと回復することである。ここに本症ソフトドリンク・ケトーシスの大きな特徴がある。

表9　ソフトドリンク・ケトーシスの成因分類上の位置付け

病態（病期）＼成因（機序）	正常血糖	高血糖		
			糖尿病領域	
	正常領域	境界領域	インスリン非依存状態	インスリン依存状態
			インスリン不要 ／ 高血糖是正に必要	生存に必要
1型			未診断期	ケト(アシド)ーシス発症
2型			（ソフトドリンク多飲） ←	
その他特定の型　妊娠糖尿病			短時間で回復（インスリンと水・電解質補液）	

5）福岡県教職員組合による児童・生徒の食事調査

　筆者らがこの特異な疾患の存在を見出し、日本糖尿病学会九州地方会に報告して論文として発表したちょうど同じ時期（1992年）に、福岡県教職員組合が小・中学生の飲食物、特に飲み物を調査した報告を**図30**に示す。小学1年生から小学校高学年、中学校へと学年が進むのと軌を一にするように、牛乳やお茶に代わってジュースの摂取割合が漸増する様子が見て取れる。**図31**はソフトドリンクの1日当たりの摂取数量を調査した分析結果であるが、1日1本（2L）摂取の生徒が56.7％に達し最多、2本摂取の小・中学生が30％に上り、中には3本飲む生徒が9％にも及んでいる。

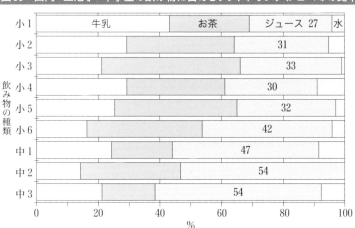

図30　山門・三池小・中学生の飲み物に占めるソフトドリンク（ジュース）の比率

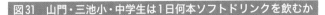

図31　山門・三池小・中学生は1日何本ソフトドリンクを飲むか

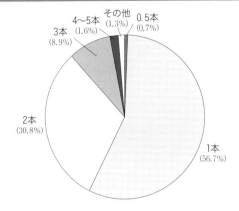

6) 小・中学生徒はなぜソフトドリンクを過剰に摂取するのか

　さて筆者らが当時考察したことは次のようなものである。現今の小・中学生はどのような生活をしているのであろうか。1つの参考資料として1996（平成8）年にNHK放送文化研究所が行った国民生活時間調査によると、睡眠、学業、通学時間を除いて小・中学生が1日に割くことのできる趣味・娯楽・スポーツ等のレジャー活動は、驚くほど少なく、小学生で1時間37分、中学生に至ってはわずか44分であるという。

　これより少し前の1992（平成4）年、総理府の行った満6〜18歳の子をもつ親の意識調査（厚生省編『平成8年度厚生白書』ぎょうせい、1996年）でも、子供の生活に「ゆとりがない」と答えた親は59.3％に達し、特に大都市では65.5％と高い。子供たちの生活にゆとりのない理由を親たちは、「学校の授業を補うため」または「受験のため」塾や家庭での勉強が忙しいためと見ており、

「家事や家業の手伝いで忙しい」との答えは1.1％と極めてわずかであったという。また彼らの母親の就業率は60〜70％と高く、母親も忙しくてイライラしているのか「子供を育てるのは楽しいといつも感じる」者の割合が韓国、タイ、アメリカ、イギリス、スウェーデンの諸国に比較し、日本は32.5％（最高値米国63％の半分）と最低であり、子供の年齢が出生時から12歳へと成長するにつれて漸減するという残念な数字を示している。

　このような数字は、筆者らが漠然と感じている幼少時からの塾通い、鍵っ子といった決して楽しいとはいえない環境に置かれた子供たちが、遅い夕食までのつなぎとしてとりあえず安易にどこででも手に入る口当たりの良いソフトドリンクを飲用する習慣を身につけることをはっきりと数字で示唆している。

　しかし筆者にはこれらの児童・生徒は体の渇きや空腹感を癒すために口にする理由以外に、精神的な飢餓感、疎外感、不安感、焦燥感などの心のストレスをも癒すために、心ならずも行ってしまう、大人のタバコ、アルコール（ハードドリンク）に相当する悪習のように思えるのである。冒頭に述べた糖尿病発症促進因子である過食、運動不足、ストレスは幼小児を直撃し、うち少数の者は漸次中高度の肥満を経て潜在性の2型糖尿病にまで悪化する。彼らの多くは自分が糖尿病であることに無自覚であり、糖尿病症状の口渇に見舞われた時、最も好ましくないソフトドリンクで渇きを癒そうと習慣的に対応してしまう。これがglucose toxicityを誘発し、ケトーシスにまで至るものと考えられる。このように見れば**ソフトドリンク・ケトーシスは**、まさに小児期に発症し青壮

年期にカタストロフィーを迎える**ライフスタイル病の典型例と考えることができる。**

　子供、未成年の時期に溺れる清涼炭酸飲料（**ソフトドリンク**）摂取は、ちょうど大人が社会のストレスに耐えるためについ溺れるアルコール（**ハードドリンク**）に対応・匹敵する悪癖であるとみなすことができる。その意味で筆者は本症をソフトドリンク・ケトーシスと呼称するのがよい、と考えている。本症は現代日本社会の抱える問題の一つを示唆する疾病であろう。

【文献】

1　小野吹美、石橋深雪、野中共平、他: Free Style® の基礎的検討並びに糖尿病患者での使用経験. プラクティス　19（4）: 447-453、2002.

2　Ceriello A, et al: Oscillating Glucose Is More Deleterious to Endothelial Function and Oxidative Stress Than Mean Glucose in Normal and Type 2 Diabetic Patients. Diabetes 57: 1349-1354, 2008.

3　Kaufman FR, et al: A randomized, blinded trial of uncooked cornstarch to diminish nocturnal hypoglycemia at Diabetes Camp. Diabetes Res Clin Pract 30: 205-209, 1995.

4　Salpeter SR, et al: Risk of fatal and nonfatal lactic acidosis with metformin use in type 2 diabetes mellitus:systematic review and meta-analysis. Arch Intern Med 163: 2594-2602, 2003.

5　Widom B, et al: Iatrogenic hypoglycemia, *In*: Kahn CR, et al eds. Joslin's Diabetes Mellitus. 13th ed. Philadelphia, Lea & Febiger, pp489-507, 1994.

6　Boyle PJ: Alteration in brain glucose metabolism induced by hypoglycaemia in man. Diabetologia 40 (Suppl 2):S69-74, 1997.

〈白石共立病院の共同研究者の皆さん〉（2006年）

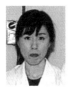

小野吹美
臨床検査技師、CDE

石橋深雪
外来看護師、CDE

筒井祥子
管理栄養士、CDE

原みち子
管理栄養士、CDE

石橋八重子
栄養士、CDE

前田正博
理学療法士、CDE

森田幸美
病棟看護主任、CDE

香月都子
病棟看護師長

定松美紀子
外来看護師長

沖田信光
内科医、医学博士、理事長

2

糖尿病に関する大規模疫学研究

　糖尿病が人類に認知されたのは近々1万年前のことであろうと筆者は考えている。誰が最初に記載したのかはわからないが、一般に糖尿病が認識され始めたのは人類が大規模農業技術を獲得したこの時期であったろうと思っている。もちろん糖尿病が多くの合併症、特に血管病を直接惹起し死の原因になるとの認識に至るのはつい近年のことである。少なくとも筆者が学生時代、昭和30年代の医学界には高血糖自体が糖尿病合併症の直接の原因であるとの認識はまだなかった。高血糖は糖尿病の主症状ではあるが、高血糖自体が糖尿病の多彩な病像の原因であり、死因でもあると明確に認識されたのは1993年に発表されたDCCT（Diabetes Control and Complications Trial）の報告以後である。

　そこで人類がこの認識に至った過程について述べることとする。いくつかの大規模疫学試験（コホート研究）を概観することから稿を始める。

Ⅰ. 糖尿病とは

 1　糖尿病によく見られる深刻な病態

　糖尿病患者に好発する病態はこの**表1**に示す諸疾患である。非常に広範囲の病態が含まれる。注目すべきは血管の病気が多く、糖尿病の合併症はまとめれば小血管に生ずる**細小血管合併症**と、大きな血管に生ずる**動脈硬化性疾患（または大血管症）**であり、これらの病態の発症、進展を阻止することが糖尿病治療の最終目的である。

表1　糖尿病（1型、2型、その他特定の型、妊娠糖尿病）に好発する病態	
IGT	下肢壊疽
高血糖	神経障害
骨粗しょう症	腎不全
妊娠	脳梗塞
歯牙欠落	心筋梗塞
糖尿病性網膜症・緑内障	悪性疾患合併
自律神経障害	糖尿病性昏睡

2　糖尿病治療の目標

　糖尿病治療の目標は、したがってこれを実現して健康な人と変わらない日常生活の質を維持し、健康寿命を確保することであり、これが糖尿病治療の目的である（**図1**）（『糖尿病治療ガイド2018-2019』文光堂、2018年）。

図1　糖尿病治療の目的

健康な人と変わらない日常生活の質（QOL）の維持,
健康な人と変わらない寿命の確保

糖尿病性細小血管合併症（網膜症,腎症,神経障害）および
動脈硬化性疾患（虚血性心疾患,脳血管障害,閉塞性動脈硬化症）の
発症,進展の阻止

血糖,血圧,体重,血清脂質の
良好なコントロール状態の維持

3　糖尿病の成因および病態

　糖尿病は成因からいえば図2の成因欄のように4つの病型に大別される[1]。1型糖尿病は、ランゲルハンス島β細胞の障害によるインスリンの絶対欠乏による糖尿病で、生命の維持にはインスリン注射が必要不可欠である。全糖尿病の約5％を占める。2型糖尿病は最も頻度が高く、全糖尿病成因の約90％を占める。成因欄3段目の「その他特定の型」には多数の疾病が含まれ、2次性糖尿病ともいわれた。例えば先端巨大症、バセドウ病など内分泌疾患に合併する糖尿病である。また、ランゲルハンス島を直接破壊する膵疾患に合併する糖尿病などもこれに含まれ、広範囲の病態を包含している。最下段は、原因は問わず妊娠に合併する糖尿病であり、妊娠中に認められ、出産後は正常化するものから妊娠を契機に診断される病態まで程度は様々である。

58

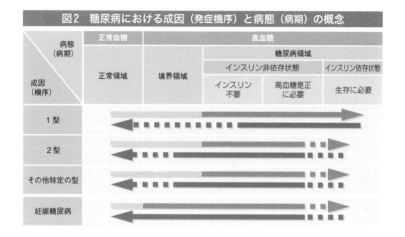

図2　糖尿病における成因（発症機序）と病態（病期）の概念

多くの糖尿病諸型は進行性であり、図の左側から右側へと病態
は右向き赤矢印のように時間の経過とともに高血糖が持続し血糖
値が次第に高くなるのであるが、非常にうまく治療が進めば逆向
きの青矢印のように高血糖領域から正常血糖域へと回復すること
があり得る。例えばソフトドリンク・ケトーシスなどの病態はこ
の好例である。また1型糖尿病でも"honeymoon period"では病状
が一定期間安定して好転し、インスリン使用量が減少、まれにイ
ンスリン治療から離脱することなどはこの例に入るであろう。

4　糖尿病の血管病変

糖尿病では周知のように血管の病変が好発する。血管病変では
小さな細い血管と肉眼で見える大きな血管の2つの病変が併存す
る。さらにこの原因には表2、図3に示すようにスーパーオキシ
ドが関与するといわれている。これらの血管病変のうち細小血管

表2　高血糖は大血管症（動脈硬化症）の発症進展にも大きく関与する

・高血糖で動脈硬化が発症し進行する

・大きな原因はミトコンドリア電子伝達系の賦活によるスーパーオキシドアニオンの過剰産生である

・PKC活性増進による血流異常、血管透過性亢進、血管閉塞も起こる

高血糖は糖尿病の単なる徴候ではなく、血管病の大きな
病因になっている

　→ 高血糖の正常化は大きな治療目標である

図3　スーパーオキシドアニオンの生成

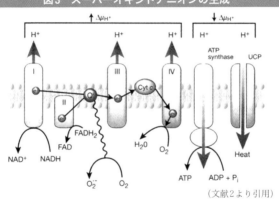

（文献2より引用）

障害は、失明、腎不全、神経障害の成因を形成する。しかし大きな血管の病変も同じように重要であって、心筋梗塞、脳血管病変、四肢壊疽などを惹起する。

　これらの糖尿病の血管合併症の根底にはこれまで4つの成因が考えられてきた。**図4**では　左側に解糖系を、右側には解糖系から分岐する4つの代謝系を示す[2]。すなわち、①ソルビトール（ポリオール）経路、②ヘキソサミン経路、③プロテインキナー

図4　合併症の4経路とスーパーオキシド

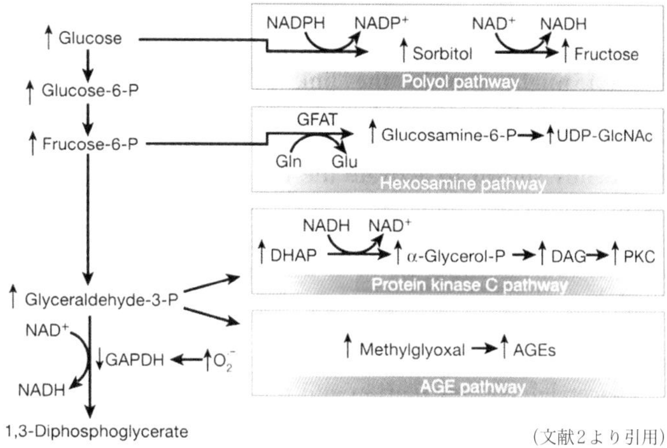

（文献2より引用）

※ 図4は上に述べた4つの経路と解糖系の相互関係を図に示したものである。
　図の左側には解糖系を示し、その4か所のステップで既述の4経路にブドウ
　糖過剰（高血糖）代謝の影響が及ぶことを示している。

ゼ経路、④AGE（advanced glycation endproducts）経路である。生
化学者マイケル・ブラウンリーは、2001年これらの成因を統一
し、血管合併症を一元的に説明する仮説を提出した。

Ⅱ. 高血糖が動脈硬化の大きな原因で　あることを示した主な研究

　表3は，世界各地で糖尿病の高血糖自体が血管病変（動脈硬化）
の原因であることを示す大規模疫学研究の主なものを示している。

表3　高血糖が動脈硬化の大きな原因であることを示す大規模疫学試験

- Framingham Study 1976
- MRFIT 1993
- The Finnish Diabetes Prevention Study 1998
- Honolulu Heart Program 1987,1999
- Hisayama Study 1996
- UKPDS 1998
- Funagata Study 1999
- DECODE Study 1999

1　Framingham Study（フラミンガム研究）
──心血管系疾患の危険因子別発症率

　1948年、アメリカ国立衛生研究所（National Institutes of Health; NIH）によりマサチューセッツ州フラミンガム町の住民、30〜62歳の男女5,209人を対象に始められた疫学研究である。本研究はその後の世界各地の大規模疫学研究のモデルとなった。取り上げた5因子は、収縮期血圧、コレステロール値、耐糖能異常、喫煙習慣、心電図：左室肥大である。**図5**は、これらの諸因子と心血管系疾患の発症率を検討した成績である[3]。これらの5因子はすべて心血管系疾患の発症因子に密接に関連している。

2　Multiple Risk Factor Intervention Trial; MRFIT
（多危険因子介入試験）

　図6は、糖尿病の有（赤色）、無（水色）によって心臓血管系疾患（cardiovascular disease; CVD）死に糖尿病が独立の危険因子に

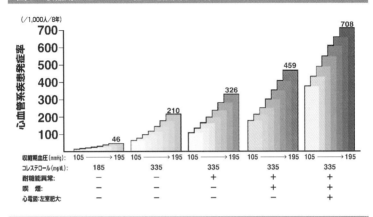

図5 収縮期血圧レベルと他の危険因子の有無別にみた心血管系疾患の発生率

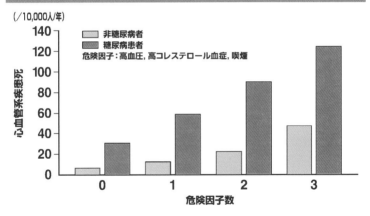

図6 リスクファクターの重複による心血管系疾患死への影響

なりうるかどうかを評価した研究[4]。参加者は35〜57歳で MRFITに参加した347,978人で追跡期間は12年（11〜13年）。

　最終結果判定は死亡である。12年の追跡中、糖尿病で投薬中であった1,092人が死亡し、うち603人が心血管死であった。糖

尿病の治療を受けていない342,815人のうち男性20,867人が死亡し、うち8,965人が心血管死であった。糖尿病患者において心血管死は各年齢層、人種、危険因子水準のいずれでも、血中コレステロール値、収縮期血圧、1日のタバコの本数のいずれでも3倍以上多かった。男性では糖尿病の有無に関係なく血中コレステロール、収縮期血圧、喫煙が心血管死の有意な予測因子であった。これらの諸因子が1〜3個の危険因子数高値の男性は、心血管死が、非糖尿病に比べてより高頻度であった。

　結論として、糖尿病男性では、血圧、コレステロールレヴェルの管理、禁煙、食事管理のより厳格な持続的な介入が重要であることを示唆している。

3　The Finnish Diabetes Prevention Study （フィンランド糖尿病予防試験）

　2型糖尿病は冠動脈心疾患のリスクが高い。心筋梗塞の既往のない糖尿病2型の人は、心筋梗塞の既往をもつ人と同程度に積極的に治療すべきか、の問いに応えるべく、7年間の心筋梗塞の頻度を、1,373人の非糖尿病の人と1,059人の糖尿病患者の有病率で比較した。

　7年間の観察期間で心筋梗塞発症率は、2型糖尿病では45％で非糖尿病の18.8％より大きかった（図7）[5]。結論として、糖尿病患者では、既往に心筋梗塞をもたない非糖尿病の人の心筋梗塞発症率を上回る心筋梗塞発症率を示したのであった。

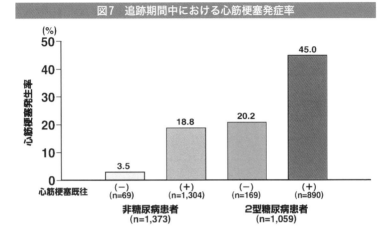

図7　追跡期間中における心筋梗塞発症率

4　Honolulu Heart Program（ホノルル心臓プログラム）
——試験組み入れ時の血糖値と冠動脈疾患発症率の関係

　1965年以降、本プログラムは、研究開始時45～70歳の8,006人の男性日系人につき心血管疾患の発症を観察した。50g経口糖負荷試験の1時間値と、致死的な心疾患および非致死的心筋梗塞の関係を6,394人の非糖尿病男性を12年間追跡して調査した。糖負荷後の1時間血糖値が157～189 mg/dLの四分位の群は最低四分位群の2倍の致死的冠疾患を示した。BMI、総コレステロール、高血圧、左室肥大、ヘマトクリットで補正しても四分位最高位の群の相対危険度は3倍高値であった（図8[6]、図9[7]）。

5　The Hisayama Study（福岡県久山町の大規模疫学研究）

　九州大学第2内科が勝木司馬助教授時代に始めた大規模疫学研

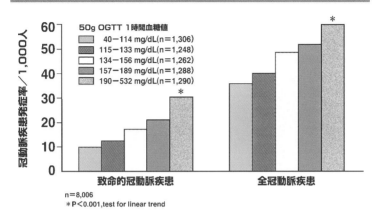

図8　試験組み入れ時の血糖値レベルと冠動脈疾患発症率との関係

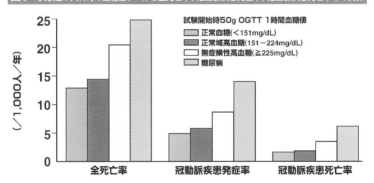

図9　試験組み入れ時の血糖値レベルと全死亡率、冠動脈疾患発症率、冠動脈疾患死亡率との関係

究で、久山町が全町を挙げて研究に参加・協力し、死亡住民のほとんどが剖検に同意し、九大も第2内科がその後も教室の事業として代々大切に受け継いできている大規模疫学研究である。世界的にも価値ある研究として承認されており、久山町研究として世界の疫学者に広く認められたわが国が世界に誇る疫学研究である。

IGT（impaired glucose tolerance：耐糖能異常、2時間値が140mg/dL以上で200mg/dL以下のもの）さらには糖尿病があると心血管系疾患の相対危険度は、正常者に比べて有意に増加することを示している[8]。

具体的には1988年、脳卒中や心筋梗塞の既往のない40～70歳の2,427人の久山町住民に5年間の前向き研究を行った。男性の2型糖尿病の有病率は13%、IGTは20%であった。女性の対応値はそれぞれ9%と19%であった。2型糖尿病では年齢と性で補正した脳梗塞は6.5人/1,000人・年および冠動脈疾患は5.0人/1,000人・年となり、健常人のそれぞれ1.9%と1.6%より有意に高値となった。さらにIGTと2型糖尿病の人は、卒中および冠疾患の罹患率が性・年齢で補正したIGT1.9（95%CI 1.2～3.2）および2型糖尿病3.0（95%CI 1.8～5.2）であった。これらの数値は他の6因子を多変量解析で調整しても不変であった（**図10**）[8]。これらの結

図10　IGTおよび糖尿病における心血管系疾患発症の相対危険度（40～79歳、1988-93年）

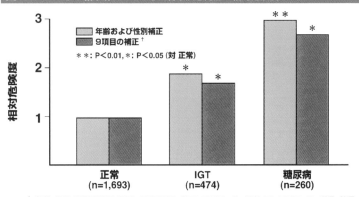

凡例：
- 年齢および性別補正
- 9項目の補正[†]
- ＊＊：P＜0.01, ＊：P＜0.05（対 正常）

正常 (n=1,693)　IGT (n=474)　糖尿病 (n=260)

† 年齢、性別、収縮期血圧、BMI、心電図異常、総コレステロール、HDLコレステロール、喫煙、飲酒

果は2型糖尿病が脳梗塞と冠疾患の危険因子であり、IGT自体もまた冠疾患の危険因子であることを示している。

 6　Chicago Heart Study（シカゴ心臓病研究）

　本研究の目的は、ベースラインでは糖尿病と無症候性高血糖が、心血管系死因と全死因にどのように関係するかを明らかにすることである。

　11,554人の白人男性と666人の黒人男性（35～64歳）が、1967～1973年にシカゴ心臓連合（CHA）の検診プログラム（追跡期間22年）に参加した。

　無症候性高血糖と臨床的糖尿病は、白人男性、黒人男性ともに死亡原因を増加させた。死因のリスクは高血糖の重症度が増加するほど増加した（図11）[9]。

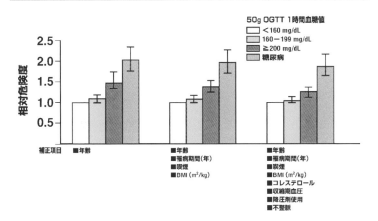

図11　22年間の追跡における全死亡の相対危険率（白人男性）

7 UKPDS〔英連合国UKの前向き研究〕

血糖値の良好な調節は細小血管症の発症を抑制するが、大血管症（動脈硬化）への効果は不明である。SUは2型糖尿病の心血管死を増加させるが、高インスリン血はアテローム形成を促進する可能性もある。本研究はSU剤またはインスリンを用いて厳格に血糖制御を行い、従来療法と対比して細小血管症と大血管症発症への効果を検証した研究である。

結　果

3,867人の新規発症2型糖尿病（中央値54歳、IQR48-60歳）にSUまたはインスリンで厳格強化療法を施した。10年後HbA1c値は通常治療群7.9％、強化療法群7.0％でこれは計算上11％の減少になる。通常療法群と比較し、強化療法群では糖尿病関連エンドポイントで12％少なく、糖尿病関連死で10％、全死因でも6％少なかった。治療法のSU剤とインスリン注射では差はなかった。

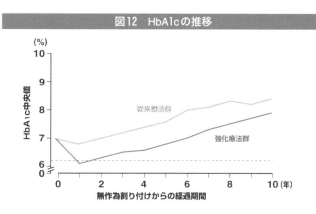

図12　HbA1cの推移

　強化療法では低血糖の頻度が高く通常群0.7%に対してクロールプロパミド1.0%、グリベンクラミド1.4%、インスリン1.8%であった。また体重増加は強化療法群が通常療法群を凌ぎ（図13）[10]、インスリン群が4.0kgで最大増加、クロールプロパミド2.6kg、グリベンクラミド1.7kgであった。

《HbA1cが1%減少するとどのようなメリットがあるか（UKPDS 35）》

　HbA1cが1%減少すれば、相対危険度減少率は図14[11]に示す程度の減少率を示した。

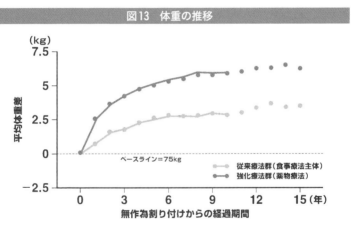

図13　体重の推移

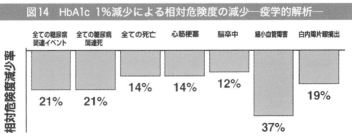

図14　HbA1c 1%減少による相対危険度の減少─疫学的解析─

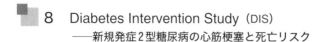

8 Diabetes Intervention Study（DIS）
——新規発症2型糖尿病の心筋梗塞と死亡リスク

　DISは、新規発症2型糖尿病の前向き人口別多施設研究である。この研究では、11年の追跡期間中の心疾患と他の死因を分析した。糖尿病検査時30～55歳の1,139人のうち食事療法とされた人もあわせて分析した[12]。患者のうち112人（15.2％）が心筋梗塞に罹患し、197人（19.82％）が死亡した。一般人口に比べての全死因に占めるオッズ比は、36～45歳では男性で5.1であり、女性では7.0であった。多変量解析では、年齢、血圧と喫煙が心筋梗塞の危険因子であり、男性、年齢、血圧、中性脂肪、食後血糖および喫煙が死因と関連していた。2型糖尿病の目標パラメーターでは、血糖値、中性脂肪と血圧が心疾患と死因の目標因子であった。

　2型糖尿病では、血糖、血圧、中性脂肪の良好なコントロールが、冠動脈疾患発症率と死亡率の低値と関連している（**図15**）[12]。

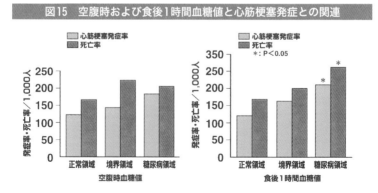

図15　空腹時および食後1時間血糖値と心筋梗塞発症との関連

9 Funagata Diabetes Study（山形県舟形町研究）
——耐糖能障害（IGT）は心血管疾患の危険因子であるが、空腹時血糖異常（IFG）は危険因子ではない

1990〜1992年、舟形町の正常耐糖能群（NGT）は2,016人、IGT 382人、糖尿病群253人であった。1996年まで追跡した。同じ人々を空腹時血糖により正常（NFG）、IFG、糖尿病に分類した。各群の累積生存率を古典的生存表、年齢補正分析、人年法、Coxの比例ハザードモデルで分析した[13]。

7年間の観察期間ののち、NGTの心血管疾患患者の生存率は0.988であったが、IGTの心血管病生存率は0.962、糖尿病の生存率は0.954であり（**図16左図**）、いずれもNGTより低値であった。しかしIFGとNFG群は差がなく、糖尿病群はこの2群より有意に低値であった（図16右図）。

図16　耐糖能異常(IGT)と空腹時血糖異常(IFG)における心血管系疾患累積生存率

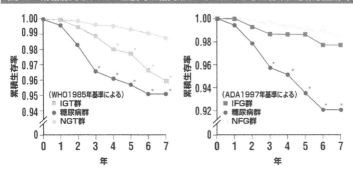

10 DECODE Study

ADA（米国糖尿病学会）は、糖尿病の診断に空腹時血糖値のみ

を採用すればよいとしているが、この研究ではADAの空腹時血糖値を用いる場合の死亡率とWHO（世界保健機関）のブドウ糖負荷試験の2時間値を用いる方法とで比較検討を行った。

　方法：13のヨーロッパの前向きコホート研究で75gブドウ糖負荷試験の空腹時血糖と2時間値を用いる方法とで比較を行った。このコホートは男性18,048人と女性7,316人からなり、年齢は30歳以上である。平均観察期間は7.3年であった。2つの方法で死亡のリスクを比較した。

　結果：図17はその結果を示す[14]。予後を判定する場合、空腹時血糖だけでなく2時間値も併用するほうが予後をよりよく知ることができる。

　解釈：空腹時血糖のみを用いる場合、高血糖による死亡率増加の危険性を予測できない。経口糖負荷試験は予後予測上の付加価値を提供し、死亡危険性の高い人たちを糖負荷試験で予測することを可能ならしめる。

図17　空腹時および食後2時間血糖値と全死亡との関連

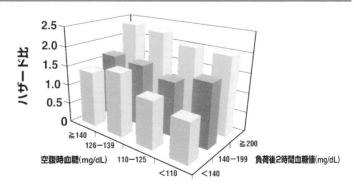

Ⅲ. 高血糖が細小血管症の大きな原因で あることを示した主な研究

　代表的な4つの大規模研究 DCCT 1993、Kumamoto Study 1995、UKPDS 1998、EDIC 2000がある。

■ 1　Diabetes Control and Complications Trial（DCCT）
──血糖の良好なコントロールが糖尿病の細小血管症予防に有効

　血糖のコントロールが細小血管症の発症予防に有効であることが一般にまだ認識されていない時期に、1型糖尿病で厳格で良好なコントロールを実現し、この治療方針が細小血管症発症予防に実際有効であることを世界で初めて証明した画期的な大規模研究[15]であり、今後のこの種の研究の規範になった。

　726人の網膜症のない一次介入群と、715人の軽症網膜症の二次介入群は、外部装着インスリンポンプ、あるいは3回またはそれ以上の頻回インスリン注射と頻回の血糖値測定を受ける群と、1～2回のインスリン従来注射群に無作為に割り付けられた。糖尿病患者は平均6.5年追跡され、網膜症や他の糖尿病性合併症が定期的に評価された（図18）。

《DCCTの成績── 一次予防群と二次介入群》

　両群ともに強化療法群の網膜症累積発症率は従来療法群に比べて有意に低い。強化療法の意義は明瞭である（図19）。

74

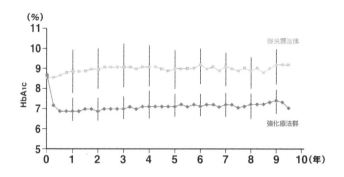

図18　HbA1cの推移

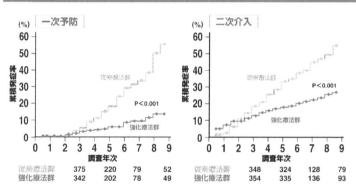

図19　糖尿病網膜症の累積発症率、累積悪化率

一次予防				二次介入			
従来療法群	375	220	79	52	従来療法群	348	324	128	79
強化療法群	342	202	78	49	強化療法群	354	335	136	93

2　Kumamoto Study
——2型糖尿病での強化療法と従来療法の比較

　2型糖尿病でインスリン頻回注射を行い、細小血管症の進展の有無を観察した成績である。

　2型糖尿病の110人をインスリン頻回注射群と従来療法群に分け、6年間追跡した（**図20**）[16]。55人の2型糖尿病を網膜症がなく

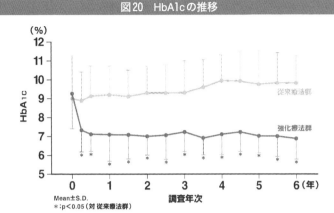

図20　HbA1cの推移

尿中アルブミンが30mg/24時間以下の群を一次予防群とし、単純性網膜症と尿中アルブミン排泄量が300mg/24時間以下の群55人を二次介入群とした。

　網膜症、腎症、神経障害の出現および進展を6か月ごとに6年間観察した。合併症の悪化は、網膜症では19段階のETDRS（Early Treatment Diabetic Retinopathy Study）スケールで2段階以上の悪化とし、腎症では3段階（正常アルブミン尿、ミクロアルブミン尿、アルブミン尿）から2段階以上増加した場合を悪化とした。

　6年後の網膜症の発症と進展率は一次予防群の頻回注射群では7.7％、従来療法群では32.0％（$p = 0.039$）であり、二次介入群では19.2％と44.0％（$p = 0.049$）であった。6年間の腎症の発症率は頻回インスリン注射群では7.7％、従来療法群では28.0％（$p = 0.032$）、二次介入群では11.5％と32.0％であった（$p = 0.044$）（図21）[16]。

　6年後の神経学的検査では、頻回注射群は神経伝導速度で有意

76

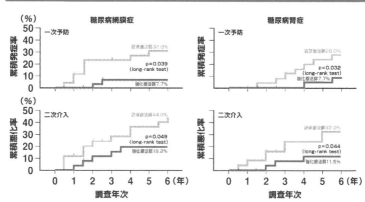

図21 糖尿病網膜症および腎症の累積発症率、累積悪化率

の増加改善を示し、従来療法群では正中神経の伝導速度低下と振動覚の低下を示した。体位変換による低血圧とR-R間隔は頻回注射群で回復傾向を示したが、従来療法群では悪化した。

　結論として、インスリン頻回注射による血糖厳格制御は日本人2型糖尿病の糖尿病性網膜症、腎症、神経障害の発症と進展を遅らせるといえる。本研究から糖尿病性網膜症の発症、進展を遅らせる指標は、HbA1c ＜ 6.5％、FPG ＜ 110mg/dL、食後2時間血糖値 ＜ 180mg/dL である、としている。

3　Epidemiology of Diabetes Interventions and Complications (EDIC) ──糖尿病の介入と合併症の疫学

　DCCTの1型糖尿病の介入試験で、その終了4年後の強化療法群と従来療法群の血糖コントロール状態を調査し、期間中のみならず4年後にも両群のコントロールに有意差が認められた（図22）。

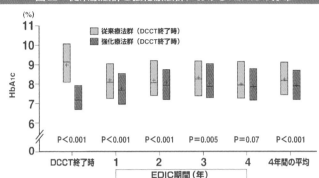

図22　従来療法群と強化療法群におけるHbA1cの分布

良好な糖尿病血糖コントロールを受けた1型糖尿病患者の治療効果は、治療終了4年後にもまだ残っている。遺産効果（legacy effect）として有名になった。患者・医師の相互努力は決して無駄ではなかったのである[17]。

　これとは逆に、長期間コントロール不良であった糖尿病犬は、良好なコントロールに移行しても糖尿病合併症（網膜症）の発症を完全には予防できなかったとの報告もある。糖尿病の長期間の放置は、いずれその報いを受ける、と考えてよいのである。

　それらと網膜症と腎症の進展率を調査し、DCCTの調査終了時でも終了後4年経過時点でも、従来療法群と強化療法群の網膜症の進展率には大きな差があり、後者は前者のそれぞれ76％減少、75％減少と危険率0.001未満で、大きな有意差が認められた（図23）[17]。

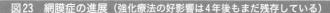

図23　網膜症の進展（強化療法の好影響は4年後もまだ残存している）

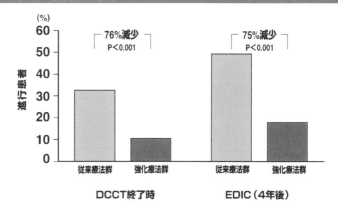

（%）
60
50
40
進行患者
30
20
10
0

┌─ 76%減少 ─┐
　　P＜0.001

┌─ 75%減少 ─┐
　　P＜0.001

従来療法群　強化療法群　　　従来療法群　強化療法群

DCCT終了時　　　　　　EDIC（4年後）

Ⅳ.　身体活動、食事療法が動脈硬化のリスク 減少に効果があることを示した主な研究

■ 1　Malmö Preventive Trial

　スウェーデンのMalmö市で行われた介入試験である。IGT （impaired glucose tolerance）と診断されたものに運動療法，食事療 法の介入を行い，糖尿病発症率を非介入群の約半分まで減少させ た（図24）[18]。食事指導と身体運動はIGTの人達がNIDDM発症、 虚血性心疾患など他の死因で死亡することを減少させる上で有効 であった（図25）[19]。

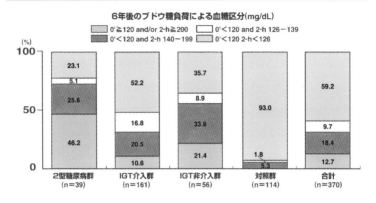

図24 耐糖能と介入の有無によるブドウ糖負荷試験結果

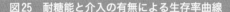

図25 耐糖能と介入の有無による生存率曲線

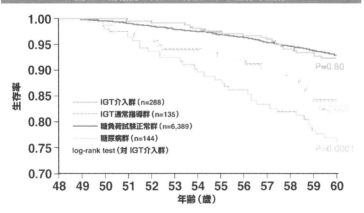

2 University of Pennsylvania Alumni Health Study
（ペンシルヴェニア大学同窓生健康調査）
──運動量と2型糖尿病発症との関係

筋肉運動はインスリンへの感受性を上昇させるので、2型糖尿

病の発症を予防できる可能性がある[20]。ペンシルヴェニア大学の男子同窓生に質問票で調査を行った。5,990人が調査対象である。1962〜1976年、98,524人年の追跡期間中202人が発症した。

自由時間の身体活動、週当たりの歩行運動、階段上がり歩行、スポーツは2型糖尿病の発症を抑制した。発症率は運動による消費カロリーが500kcal増加するごとに、2型糖尿病の発症率は6%ずつ減少した。運動の予防効果は2型のリスクの高い人、BMIの高い人、高血圧の人、糖尿病の家族歴のある人ほど顕著であった（図26）。

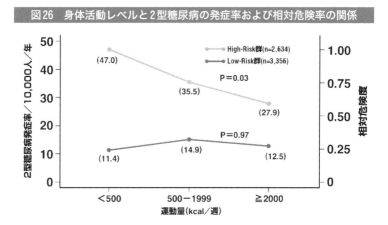

図26　身体活動レベルと2型糖尿病の発症率および相対危険率の関係

3　The Da Qing IGT and Diabetes Study
（中華人民共和国大慶市のIGTおよび糖尿病研究）

IGTの人たちを対象に食事療法と運動が2型糖尿病の発症に予防効果をもつかを調べた報告である。

　1986年、中国大慶市において33のクリニックで110,660人の男女を対象にIGTと2型糖尿病のスクリーニングを行った。577人がWHO基準でIGTと診断された。対象者は対照と3つの治療群に分類された（食事療法のみ、運動療法のみ、食事療法＋運動療法）。2年ごとに6年間2型糖尿病を発症したか否かを調査した。

　結果は**図27**[21]に示す。食事療法と運動療法、食事療法＋運動療法は6年間でいずれもIGTから糖尿病への発症を有意に減少させた。

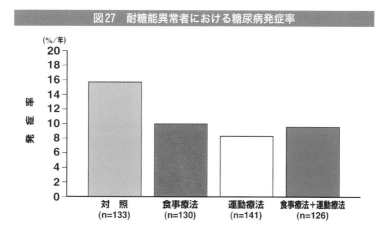

図27　耐糖能異常者における糖尿病発症率

4　The Nurses' Health Study──女性における食事中穀物繊維、糖質負荷量の2型糖尿病発症への危険因子

　1986年、40〜65歳の心血管病、癌、糖尿病がない女性看護師65,173名が詳細な食事の質問票に記入し、それをもとに食事量、繊維量、グリセミックインデックス（GI）、糖質量を計算した[22]。

　6年間の追跡調査から915名が糖尿病を発症した。年齢、BMI、

82

喫煙、運動量、糖尿病家族歴、アルコール摂取量、食物繊維量、総カロリー摂取量を考慮に入れても食事中のGIは、糖尿病の発症率と正相関を示した。

　結論：高い糖質摂取量とセリアル中の低繊維量は、糖尿病の発症リスクを増加させる（**図28**）。糖尿病発症を抑えるためには穀物の精製はなるべく制限するのが望ましい。

　運動量と2型糖尿病発症の関係を**表4**に示す。

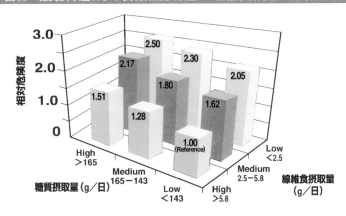

図28　糖質摂取量および食物繊維摂取量と2型糖尿病発症の相対危険度

表4　84,941人の看護師の16年間の追跡　1週間運動量と相対危険度

1週間の運動時間（時間）	相対危険度
0.5以下	1.0
0.5〜1.9	0.89
2.0〜3.9	0.87
4.0〜6.9	0.83
7以上	0.71

5　Diabetes Prevention Program（DPP）──ライフスタイル 介入もしくはメトフォルミン投与による2型糖尿病発症抑制研究

　空腹時血糖と糖負荷後の血糖上昇、過体重、運動不足のライフスタイルは、本来矯正可能である。ライフスタイル介入あるいは、メトフォルミン投与が2型糖尿病の発症を抑制するか、もしくは遅延させるかどうかを観察した。

　3,234人の空腹時高血糖と負荷後高血糖の人たちをプラセボ群、メトフォルミン（850mgを1日2回投与）群、少なくとも7％の体重減少と150分/週の運動負荷を行う群に振り分けた。参加者の平均年齢は51歳、BMIは34.0、女性が68％、45％はマイノリティであった。平均追跡率は2.8年であった。糖尿病の発症率はこの各群で11.0、7.8および4.8/100人年であった。ライフスタイル介入で発症率は偽薬群に比べて58％、メトフォルミン群は偽薬群の31％に減少した。**図29**は3群での累積発症率を示す[23]。

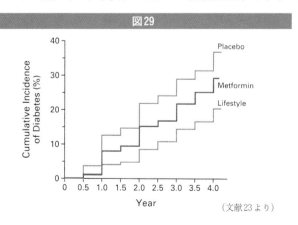

図29

（文献23より）

　結論としてライフスタイル介入、メトフォルミン投与はともに糖尿病発症率を抑制したが、前者は後者よりもより有効であった。

6　Canadian multi-center trial（カナダの多施設研究）
—— 2型糖尿病患者へのアカルボース追加投与の効果

　図30はアカルボース（α-グリコシダーゼ阻害剤）の食事療法群、メトフォルミン投与群、SU投与群、インスリン注射群への追加投与の効果をHbA1cで観察した結果である[24]。4群いずれもある程度の効果が認められるが、SU投与群、食事療法群、メトフォルミン投与群では追加投与の効果が有意に認められた。

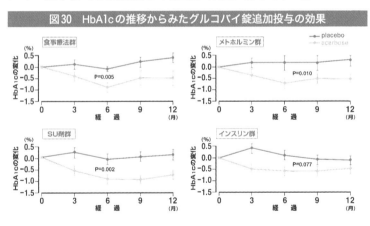

図30　HbA1cの推移からみたグルコバイ錠追加投与の効果

V. 糖尿病　アカルボース投与5年間の研究〈安全性と有効性〉

　2,035人の患者が登録し、2型糖尿病が1,954人であった（図31）。

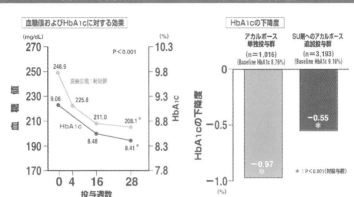

図31　米国におけるアカルボース多施設臨床試験

空腹時血糖、食後2時間血糖、HbA1c、そのほか脂質、肝酵素を安全性と効果を評価するため観察した。患者の1/3はアカルボース単独投与、2/3は他の血糖降下薬を併用した。アカルボース使用量は大多数の患者で低用量であり、問題はなかった。副作用は4.7％に認められた。臨床検査で副作用が長引いたものはなかった。5年間でHbA1とHbA1cはそれぞれ2.4％、1.8％ポイントが低下した。空腹時血糖と食後2時間血糖はそれぞれ2.7および3.4mmol/L低下した。平均体重は0.9kg減少した。

これらの結果からアカルボースは長期使用に十分耐え、単剤でも併用剤でも血糖正常化に有用であり、安全な薬剤であるといえる[25]。

Ⅵ. 大規模疫学コホート研究のまとめ

　以上複数の大規模疫学研究から、一般成人、1型、2型、その他の型の糖尿病の各病型において、食事、運動の適正実施、血糖の厳格コントロールが合併症の発症阻止に有用であることが明らかになった。

　糖尿病のように、近代文明の発達、生産手段の大規模化、社会の構成や生活の発展が地球規模で進行する現代において、また糖尿病患者が大変な数で増えている中で、大規模疫学（コホート）研究は必要不可欠の研究分野である。この分野の成果を取り入れて現代生活を見直すことは、現代に生きるすべての民族にとって喫緊の課題であるといえよう。

【文献】

1 日本糖尿病学会：糖尿病の分類と診断基準—糖尿病診断基準検討委員会報告. 1999.

2 Brownlee M：Biochemistry and molecular cell biology of diabetic complications. Nature 414:813-820,2001.

3 Kannel WB：Some lessons in cardiovascular epidemiology from Framingham. Am J Cardiol 37:269-282,1976.

4 Stamler J, et al：Diabetes, other risk factors, and 12-yr cardiovascular mortality for men screened in the Multiple Risk Factor Intervention Trial.Diabetes Care 16:434-444,1993.

5 Haffner SM, et al：Mortality from coronary heart disease in subjects with type 2 diabetes and in nondiabetic subjects with and without prior myocardial infarction. N Engl J Med　339:229-234,1998.

6　Donahue RP，et al：Postchallenge glucose concentration and coronary heart disease in men of Japanese ancestry. Honolulu Heart Program. Diabetes　36:689-692, 1987.

7　Rodriguez BL，et al：Glucose intolerance and 23-year risk of coronary heart disease and total mortality: the Honolulu Heart Program. Diabetes Care　22:1262-1265,1999.

8　Fujishima M，et al：Diabetes and cardiovascular disease in a prospective population survey in Japan: The Hisayama Study. Diabetes　45 (Suppl 3):S14-S16, 1996.

9　Lowe LP，et al：Diabetes, asymptomatic hyperglycemia, and 22-year mortality in black and white men. The Chicago Heart Association Detection Project in Industry Study.　Diabetes Care　20:163-169, 1997.

10　UK Prospective Diabetes Study (UKPDS) Group：Intensive blood-glucose control with sulphonylureas or insulin compared with conventional treatment and risk of complications in patients with type 2 diabetes (UKPDS 33). Lancet　352:837-853, 1998.

11　Stratton IM，et al：Association of glycaemia with macrovascular and microvascular complications of type 2 diabetes (UKPDS 35): prospective observational study. BMJ 321:405-412,2000.

12　Hanefeld M，et al：Risk factors for myocardial infarction and death in newly detected NIDDM: the Diabetes Intervention Study, 11-year follow-up. Diabetologia　39:1577-1583, 1996.

13　Tominaga M，et al：Impaired glucose tolerance is a risk factor for cardiovascular disease, but not impaired fasting glucose. The Funagata DiabetesStudy. Diabetes Care　22:920-924,1999.

14　The DECODE study group, European Diabetes Epidemiology Group：Glucose tolerance and mortality: comparison of WHO and American Diabetes Association diagnostic criteria. Collaborative analysis Of Diagnostic criteria in Europe. Lancet 354:617-621,1999.

15 Diabetes Control and Complications Trial Research Group : The effect of intensive treatment of diabetes on the development and progression of long-term complications in insulin-dependent diabetes mellitus. N Engl J Med 329:977-986, 1993.

16 Ohkubo Y, et al : Intensive insulin therapy prevents the progression of diabetic microvascular complications in Japanese patients with non-insulin-dependent diabetes mellitus: a randomized prospective 6-year study. Diabetes Res Clin Pract 28:103-117, 1995.

17 Diabetes Control and Complications Trial/Epidemiology of Diabetes Interventions and Complications Research Group : Retinopathy and nephropathy in patients with type 1 diabetes four years after a trial of intensive therapy. N Engl J Med 342:381-389, 2000.

18 Eriksson KF, et al : Prevention of type 2 (non-insulin-dependent) diabetes mellitus by diet and physical exercise. The 6-year Malmö feasibility study. Diabetologia 34:891-898,1991.

19 Eriksson KF, et al : No excess 12-year mortality in men with impaired glucose tolerance who participated in the Malmö Preventive Trial with diet and exercise. Diabetologia 41:1010-1016,1998.

20 Helmrich SP, et al : Physical activity and reduced occurrence of non-insulin-dependent diabetes mellitus. N Engl J Med 325:147-152, 1991.

21 Pan XR, et al : Effects of diet and exercise in preventing NIDDM in people with impaired glucose tolerance. The Da Qing IGT and Diabetes Study. Diabetes Care 20:537-544,1997.

22 Salmerón J, et al : Dietary fiber, glycemic load, and risk of non-insulin-dependent diabetes mellitus in women. JAMA 277:472-477, 1997.

23 Diabetes Prevention Program Research Group : Reduction in the incidence of type 2 diabetes with lifestyle intervention or metformin. N Engl J Med 346:393-403,2002.

24　Josse RG：Acarbose for the treatment of type II diabetes: the results of a Canadian multi-centre trial. Diabetes Res Clin Pract 28 (Suppl):S167-S172,1995.

25　Buse J, et al：The PROTECT Study: final results of a large multicenter postmarketing study in patients with type 2 diabetes. Precose Resolution of Optimal Titration to Enhance Current Therapies. Clin Ther 20:257-269,1998.

3

糖尿病の血管病変
——Brownlee Mの仮説を中心に

　糖尿病に特異的な血管病変は細小血管症と大血管症の2種類に大別できる。細小血管症は網膜症による失明、腎不全、神経障害の原因病変である。大血管症（動脈硬化症）は心筋梗塞、脳卒中、四肢梗塞などの病変である。これまで糖尿病性の血管合併症には4つの仮説が提唱されているが、共通するのはミトコンドリアの電子伝達系によるスーパーオキシドの過剰産生である。

　高血糖は、①ポリオール系へのブドウ糖の過剰流入、②細胞内グリケーション（advanced glycation endproducts; AGEs）の過剰生成、③プロテインキナーゼC（PKC）の活性化、④ヘキソサミン代謝系への過剰流入、などをもたらす。以下、順次述べる。

■ 1　ポリオール系へのブドウ糖の過剰流入

　この系の最初の酵素反応は、アルドース還元酵素である。この反応は細胞質で起こる単量体の酸化還元酵素で、NADPH依存性である。アルドース還元酵素はブドウ糖に対しての親和性は低く（Kmが高値）、正常血糖ではブドウ糖がこの系に流入する量は非常に小さい。ただし高血糖では細胞内ブドウ糖濃度が高く

なり、ポリアルコールのソルビトール生成が増加する。したがってNADPHの減少が起こる。ポリオール経路ではソルビトール脱水素酵素の働きでNAD⁺がNADHに還元され、ソルビトールは果糖に還元される。この変化は動物種によって値が異なる。ソルビトールが増加すると、細胞質内の浸透圧が増加し、(Na⁺+K⁺)ATPase活性が低下する。

　細胞質内のNADH/NAD⁺は増加し、NADPHは減少する。ソルビトールは細胞膜を通過しないので細小血管に浸透圧障害を与えるといわれた。しかし糖尿病の血管内や神経内のソルビトール濃度は、浸透圧障害を与えるには低濃度でありすぎることがわかった。

2　細胞内グリケーション（糖化最終産物：
advanced glycation endproducts; AGEs）の過剰生成

　糖尿病の網膜血管、腎糸球体にはAGEが増加している。初期にはブドウ糖とタンパク質が非酵素反応で生じると考えられていたが、その生成速度は遅く、現在は細胞内ブドウ糖濃度の上昇がAGEの細胞内外の生成に関与しているとみなされている。AGEはブドウ糖の自己酸化によりグリオキサールへ、アマドリ産物から3-deoxyglucosone, glyceroaldehyde-3-phosphate と dihydroxyacetone -phosphate から methylglyoxal への分解からも生ずる。反応性の細胞内のdicarbonyl類 -glyoxal、methylglyoxal、3-deoxyglucosone- は、細胞内および細胞外のタンパク質と反応し、AGE類を生成する。

　細胞内AGE前駆体の生成は次の3つの機序で生成細胞を障害する。第一にAGEで修飾されたタンパク質の作用は変質する。第二にAGE前駆体で修飾された細胞外基質は他の細胞外基質と反応し、細胞表面の基質タンパクとも反応する。第三にAGE前駆体で修飾された血漿タンパク質は、内皮細胞と結合し、メサンギウム細胞・マクロファージ上のAGE受容体と結合し、受容体を介する反応性酸素を生成する。このAGEと受容体の結合は多面発現性の転写因子、NF-κBを活性化して遺伝子発現に病的変動を生じる。

■ 3　プロテインキナーゼC（PKC）の活性化

　PKC属は11個のイソフォームからなり、9個は脂質のセカンドメッセンジャーであるDAGで活性化される。細胞内ブドウ糖濃度の上昇は、培養した網膜や腎糸球体の細小細血管細胞のDAG量を増加させる。この過程は解糖系の中間代謝産物のdihydroxyacetone phosphate をデノヴォのDAG合成をグリセロール3リン酸の還元によって増加させているようである。DAGのデノヴォ合成がPKCを活性化する。これは培養血管細胞や網膜と糸球体で認められる。PKCのβ、δ同位体がまず活性化されるが、網膜のPKC-αおよびε-同位体やさらには糖尿病ラット糸球体のPKC-αやβでの増加も報告されている。高血糖で生じるAGE受容体の連結やポリオール代謝系の活性化は、おそらく活性酸素の増量によって起こると思われる。

　実験的糖尿病の初期においては、PKC-β同位体が網膜および

腎血流の異常を、一酸化窒素（NO）産生の抑制およびもしくはエンドセリン-1活性を増加させて媒介するのであろう。

　PKCの異常活性化は、実験糖尿病での糸球体でのNO産生減少、高血糖由来の平滑筋細胞でのNO産生抑制から考えられている。

　PKCの活性化は、培養内皮細胞で一酸化窒素（eNOS）合成酵素を活性化するメッセンジャーRNAの発現を抑制する。高血糖はエンドセリン-1で活性化されたMAPキナーゼのPKC同位体を活性化して糸球体のメサンギウム細胞のMAPキナーゼ活性を増加する。培養細胞の高血糖で誘導された膜透過の増加はPKC-αの活性化による。増量ブドウ糖によるPKCの活性化は、平滑筋の膜透過促進VEGFの発現を誘導する。

　高血糖により誘導する血流と透過性亢進のほかにもPKC活性の亢進は、培養メサンギウム細胞と糖尿病ラット腎糸球体ではTGF-β1、フィブロネクチンとIV型コラゲンの発現を増加させている。この効果はPKCによるNOの産生抑制によると思われる。高血糖のPKC活性化は、繊維素溶解の阻害作用をもつPAI-1の過剰産生にも関与しており、培養内皮細胞および血管内皮のNF-κBの活性化にも関与している。

　PKC-β特異的阻害剤で処理すると、糖尿病動物の網膜、糸球体のPKC活性を抑制する。同時にその処置は網膜の平均循環時間を減少し、糸球体濾過率の増加を正常化し、尿アルブミン排出量を一部正常化する。2型糖尿病のマウスモデル（db/db）をβ同位体特異PKC阻害剤で処理すると、糸球体のメサンギウム拡大の抑制が観察される。

4 ヘキソサミン経路への流入増大

　過剰な細胞内ブドウ糖のヘキソサミン経路への短絡は、糖尿病合併症を結果として生じさせる。この代謝経路では果糖-6-リン酸が解糖系から外れUDP-*N*-アセチルグルコサミンを要するプロテオグリカン合成と*O*-結合性糖タンパク形成のような反応に器質を提供する。ブドウ糖からグルコサミンへの転換を調節する律速酵素〔グルタミン-6-リン酸アミドトランスフェラーゼ（GFAT）〕を阻害すると、高血糖誘導性のTGF-α、TGF-β1、PAI-1の転写増加を阻害する。この経路は高血糖誘導性ならびに脂質誘導性のインスリン抵抗性の原因として重要である。

　ヘキソサミン経路へのブドウ糖流入は高血糖由来の遺伝子転写亢進については確かにはわからないが、転写因子Sp1が血管平滑筋細胞のPAI-1プロモーターの高血糖由来の活性化を調節し、*N*-アセチルグルコサミン（GlcNAc）の共有結合性修飾がヘキソサミン経路の活性化とPAI-1プロモーター遺伝子の活性化との関連を説明できるかもしれない。グルコサミンは糸球体メサンギウム細胞のSp1結合部位を介してPAI-1を活性化することがわかっている。グリコシル化されたSp1は脱グリコシルSp1よりは転写活性が強いことが知られている。

4

Involvement of both frequency and duration of hypoglycemia to the state of "hypoglycemia unawareness" in insulin treated diabetics

Kohno S, Imamura Y, Shoji S, Yamada K and Nonaka K

Division of Endocrinology and Metabolism,
Department of edicine, Kurume University School of Medicine

THE PURPOSE OF THE PRESENT STUDY

Recent prospective studies, Diabetes Control and Complication Trial (DCCT) study[1] for type 1 DM and Kumamoto-study[2] for type 2 DM, have demonstrated that strict glycemic control prevents onset or progression of microvascular complications of diabetes mellitus. However according to DCCT study[1], such a strict glycemic control will cause more frequent hypoglycemic events. The recurrent hypoglycemia may lower the glycemic threshold for counterregulatory hormones and hypoglycemic symptoms[3-5]. These results could increase the severe risk of hypoglycemia unawareness. It has been shown that the symptomatic and hormonal response to hypoglycemia is influenced by previous hypoglycemic experience, and even only one episode of hypoglycemia may lower thresholds for such responses[6]. The response of autonomic symptom to hypoglycemia are delayed, and cognitive dysfunction may occur before or in the absence of autonomic symptoms, resulting in the potentially dangerous phenomenon of hypoglycemia unawareness[7-8]. The precise pathogenesis of hypoglycemia unawareness and the related impaired counter-regulation in type 2 DM is presently unknown, they obviously result from exposure to antecedent hypoglycemic episodes[9-10]. Other study has suggested that intermittent four days episodes of hypoglycemia altered the counter-regulatory hormone response to hypoglycemia in nondiabetic human[11]. The aim of present study was to determine whether duration or frequency of hypoglycemia in a single day influence decrement of counter-regulation to hypoglycemia.

SUBJECT AND METHODS

Five healthy volunteers participated in this study. They had normal glucose tolerance and were without medication. Their age (mean ± SD) was 26.5 ± 2.3 y.o. and the body mass index was 21.7 ± 3.4 kg/m². Each subject had three hypoglycemic clamp studies (protocol A, B and C) during 3 days periods in random order, separated by at least 4 weeks (**Table 1**). Continuous hypoglycemia (50 mg/dL) was produced for 90 minutes on protocol A and for only 30 minutes on protocol B on day 1. On protocol C, the intermittent hypoglycemic clamp (3 times hypoglycemia for 30 minutes separated by two euglycemic periods for 20 min) was performed on day 1. To quantify glycemic thresholds for counterregulatory hormones and hypoglycemic symptoms the stepped hyperinsulinemic-hypoglycemic clamp studies were performed after overnight fasting on the morning of day 3 of each study period (**Table 1**).

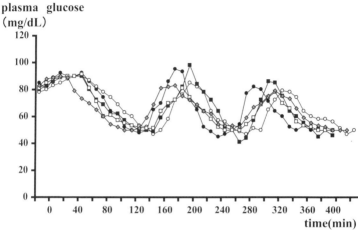

Fig 1   Plasma glucose profiles during protocol C in all 5 subjects.

	Various kinds of hypoglycemic stimuli	Standard uniform hypoglycemic stimulus
protocol A	**Day 1** glucose 50mg/dL for 90min.	**Day 3** hypoglycemia 50mg/dL for 30min.
protocol B	**Day 1** glucose 50mg/dL for 30min.	**Day 3** hypoglycemia 50mg/dL for 30min.
protocol C	**Day 1** euglycemia before study ⇩ glucose 50mg/dL for 30min. ⇩ glucose 90mg/dL for 20min. ⇩ glucose 50mg/dL for 30min. ⇩ glucose 90mg/dL for 20min. ⇩ glucose 50mg/dL for 30min.	**Day 3** hypoglycemia 50mg/dL for 30min.

Table 1   Design of three protocols.

All hypoglycemic clamps and stepped hyperinsulinemic-hypoglycemic clamps were performed by using artificial pancreas (NIKKISO STG-22).

A cannula was inserted into an antecubital vein for infusion of 0.9% NaCl or insulin /glucose. Another cannula was inserted retrogradely into a vein on the other forearm for blood sampling to monitor blood glucose levels continuously. Plasma glucose was clamped by variable glucose or insulin infusion at sequential target glucose concentration of 90, 70, 60, 50 and 40 mg/dL (**Fig 2**). Each of these steps lasted for 40 min. It took the first 20 min to reach the desired plateau plasma glucose concentration, and the concentration was maintained steady state for

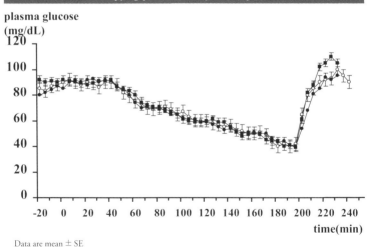

Fig 2 Plasma glucose profiles during stepped hyperinsulinemic hypoglycemic clamps in Day3.

plasma glucose (mg/dL)

time(min)

Data are mean ± SE
●, protocol A; ■, protocol B; ○, protocol C

the last 20 min. Arterialized venous blood sampling were drawn every 10-15 min for determination of plasma levels of epinephrine, norepinephrine, cortisol, growth hormone and glucagon.

Symptom Scores

Symptom scores were obtained by asking subjects to rate a series of individual symptoms from 1 (very weak) to 10 (very severe). The following symptoms are regarded as autonomic symptoms; sweating, tremor, palpitation, nervousness, abnormal feeling and as neuroglycopenic symptoms; confusion, difficulty of thinking, faintness, dizziness, blurred vision. These symptom questionnaire was compiled every 10 min. The sum of each of these constituted the symptom score.

Analytical methods

Plasma glucose was measured by artificial pancreas. Plasma epinephrine, norepinephrine, cortisol and growth hormone (GH) were measured by a radioimmunoassay (SRL, Inc.).

Statistical analysis

All results are expressed as mean±SD. Plasma glucose thresholds for counterregulatory hormone were determined as the plasma glucose level at which a given hormone concentration on two or more consecutive samples exceed by >2 SD the mean of baseline measurements made during the initial euglycemic step. Glycemic thresholds for autonomic and neuroglycopenic symptoms were arbitrarily defined as the plasma glucose levels at which symptom scores increased over baseline.

Results obtained from the stepped hyperinsulinemic hypoglycemic clamp studies after three different hypoglycemic clamps of each subject were compared using Student's paired t test. Furthermore, the epinephrine levels of Protocols A,C and B during the hyperinsulinemic hypoglycemic clamp were compared by Student's t-test using a macro program created from general statistical software.

RESULTS

Three Different Hypoglycemic Clamps Glucose Profiles

Plasma glucose profiles of five subjects in protocol C are shown in Fig 1. Mean fasting glucose levels did not differ on 3 kinds of protocols. There were no significant changes in the glucose levels achieved during 3 protocols in each subjects.

Stepped Hyperinsulinemic-Hypoglycemic Clamp

Mean plasma glucose profiles in stepped hyperinsulinemic hypoglycemic clamp in day 3 are shown in Fig 2. There were no significant differences observed in the glucose levels achieved during the stepwise hypoglycemic clamps.

Baseline hormone measurements

The basal epinephrine, norepinephrine, glucagon, cortisol

concentrations were 0.022±0.008 ng/mL (normal range 0-0.1), 0.17±0.04 ng/mL (normal range 0.1-0.5), 84.6±6.88 pg/mL (normal range 70-160), 9.68±0.94 μg/dL (normal range 7-19) at protocol A, 0.026±0.02, 0.15±0.05, 87.4±19.2, 8.08±1.89 at protocol B and 0.032±0.01, 0.132±0.048, 73.4±10.3, 7.4±2.56 at protocol C, respectively (**Table 2**). No significant differences were observed in these basal hormone measurements among 3 protocols. The baseline GH levels at protocol B (1.38±0.45 ng/mL) tended to be higher than those of protocol A (0.78±0.45) or C (0.67±0.49), but they were within normal range (0-2.4) and did not differ significantly (Table 2). The concentration of plasma insulin during protocol A, B and C were 120±5.8, 187±7.6 and 118±6.2 (mU/L), respectively.

Table 2 Basal and peak levels of epinephrine, norepinephrine, glucagon, cortisol and growth hormone (GH) during stepped hyperinsulinemic hypoglycemic clamps.

protocol		basal			peak		
		A	B	C	A	B	C
epinephrine	(ng/mL)	0.02±0.01	0.03±0.02	0.03±0.01	0.29±0.05	0.40±0.09	0.27±0.06
norepinephrine	(ng/mL)	0.17±0.04	0.15±0.05	0.13±0.05	0.35±0.06	0.36±0.07	0.29±0.07
glucagon	(pg/mL)	84.6±6.90	87.4±19.3	73.4±10.3	178.0±15.0	213.4±29.2	170.8±29.1
cortisol	(μg/dL)	9.68±0.94	8.08±1.89	7.40±2.56	21.7±3.17	24.9±4.44	21.8±2.50
GH	(ng/mL)	0.78±0.45	1.38±0.45	0.67±0.49	25.53±5.13	34.9±5.62	25.34±1.24

All data are means ± SE.

Glycemic thresholds for counter-regulatory hormones

At baseline, the thresholds for counter-regulatory hormones of 5 subjects were similar to those of controls (data are not shown). The mean plasma epinephrine and norepinephrine rose substantially (from

0.02±0.01 to 0.29±0.05 ng/mL, from 0.17±0.04 to 0.35±0.06 ng/mL) during the 60-70 mg/dL glucose step at protocol A. The mean plasma glucagon and cortisol doubled (from 84.6±6.9 to 178±15 pg/mL, from 9.68±0.94 to 21.7±3.17 µg/dL) during the 50-60 mg/dL glucose step at protocol A. The mean plasma GH rose sharply (from 0.78±0.45 to 25.53±5.13 ng/mL) during the 50-60 mg/dL glucose step at protocol A. The glycemic thresholds for epinephrine, norepinephrine, glucagon, GH and cortisol are 60±1.2, 62±1.5, 59±2.2 and 57±2.7 and 58.8±2.0 mg/dL, respectively. The thresholds for epinephrine, norepinephrine and cortisol were significantly reduced after 90 min continuous hypoglycemic clamp. Thresholds for glucagon and GH tended to be lower than baseline, but they were not significantly different. Compared with baseline, the thresholds for counterregulatory hormone after single 30 min hypoglycemic clamps were not reduced (epinephrine 62±1.4 [from 0.03 to 0.4 ng/mL], norepinephrine 62.4±1.7 [from 0.15 to 0.36 ng/mL], glucagon 60±2.0 [from 87 to 213 pg/mL], GH 55.6±2.6 [from 1.38 to 34.9 ng/mL], cortisol 57±2.2 mg/dL [from 8.08 to 24.9 µg/dL]) (**Fig 3**). Whereas after intermittent hypoglycemic clamps, the thresholds for epinephrine were significantly lower than baseline (p=0.007) (**Fig 4**). Norepinephrine (p=0.02), glucagon (p=0.001), cortisol (p=0.002) were also reduced significantly.

Compared with the thresholds after single 30 min continuous hypoglycemic clamp, epinephrine (p=0.001), norepinephrine (p=0.007), glucagon (p=0.003) were significantly reduced.

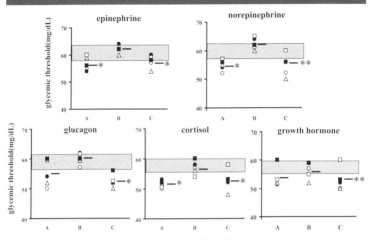

Fig 3 Glycemic thresholds for epinephrine, norepinephrine, glucagon, cortisol and growth hormone after hypoglycemic clamps performed in the protocol A, B or C.

Shadow indicates mean ± SD of normal thresholds for each hormone.
* : $p<0.01$ ** : $p<0.03$ (vs normal glucose thresholds for hormones)

Fig 4 Epinephrine responses to stepped hyperinsulinemic hypoglycemic clamps.

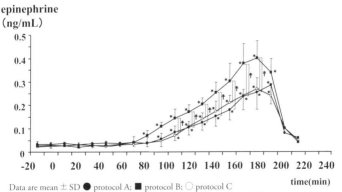

Data are mean ± SD ● protocol A; ■ protocol B; ○ protocol C
* : The plasma epinephrine were significantly higher than baseline ($p<0.01$).
‡ : $p<0.03$ (protocol B vs A, C from 120 to 190 min)

Plasma epinephrine levels of three protocol during stepped hyperinsulinemic hypoglycemic clamp

The plasma epinephrine levels of protocol A,C were significantly lower than those of protocol B from 120 to 190 minutes during stepped hyperinslinemic hypoglycemic clamp (*p*<0.03) (Fig 4).

Symptom responses

At baseline during stepped hypoglycemic clamp all 5 subjects to demonstrated autonomic symptoms when their glucose level were decreased 50 mg/dL. After 90 min continuous glucose clamps (Table 1, protocol A day 1), glycemic concentration for autonomic symptoms shifted to low (51.6 vs 56.6; *p*=0.001) (**Fig 5**). But after a single 30 min clamp (protocol B day 1), they did not change from baseline. The

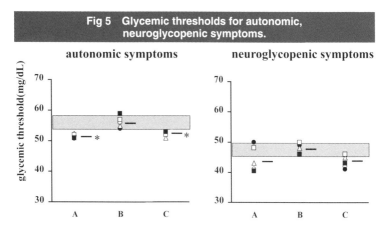

Fig 5   Glycemic thresholds for autonomic, neuroglycopenic symptoms.

Shadow indicates mean ± SD of normal thresholds for hypoglycemic symptoms.
＊ : *p*<0.005 (vs normal glucose thresholds)

thresholds for autonomic symptoms after intermittent clamps were significantly reduced (52.0; p=0.001), and the thresholds for neuroglycopenia did not reduce at protocol A, B and C (p=0.1) (Fig 5).

DISCUSSION

Several studies have shown that a single episode of hypoglycemia results in a blunted autonomic responses to subsequent hypoglycemia in non-diabetic subjects[10]. Heller and Cryer have reported that catecholamine responses were decreased after a 2-h hyperinsulinemic hypoglycemic clamp6). Widom and Simonson have shown that 1-h episodes of hypoglycemia repeated for 4 consecutive days caused an impaired counter-regulatory and symptomatic response to subsequent hypoglycemia[11]. However, the lower limit of duration of hypoglycemia that decreases autonomic responses has not been determined.

In the present study we showed that a single 90 min episode of hypoglycemia at 50 mg/dL reduced the secretion of counter-regulatory hormones and autonomic symptoms in subsequent hypoglycemia. In contrast a 30 min hypoglycemia at the same level did not affect the hypoglycemic responses. These observations indicate that the development of hypoglycemic unawareness is associated with the duration of hypoglycemia. Thus, rapid recovery from hypoglycemia may be required to prevent hypoglycemia unawareness in diabetic patients on intensive insulin therapy. Furthermore, these results may provide data to optimize hyperinsulinemic hypoglycemic tests. The

106

glycemic threshold for autonomic responses to hypoglycemia might be lowered by a hypoglycemic clamp test to evaluate the glycemic threshold. This phenomenon may be avoided if the duration of hypoglycemia is shorter than 30 min. Although a 30 min episode of hypoglycemia did not affect the glycemic threshold, short-term hypoglycemia can induce hypoglycemia unawareness if it occurs repeatedly. We found that not only a continuous 90 min hypoglycemia but an intermittent 90 min hypoglycemia (three 30 min hypoglycemic periods separated by 20 min euglycemic periods) decreased hypoglycemic responses. In addition, continuous and intermittent 90 min hypoglycemia also reduced epinephrine response during hypogly- cemia. It seems that the autonomic responses to hypoglycemia might be altered by the cumulative effect of hypoglycemic episodes on the brain.

In conclusion, duration and frequency of hypoglycemia contributed to the decrease in autonomic symptoms and counter-regulatory hormone responses in insulin-induced hypoglycemia. However, even short-term episodes of hypoglycemia can reduce hypoglycemic responses when occur repeatedly. Cautious prevention of hypoglycemia could be considered as essential to avoid hypoglycemic unawareness in patients on intensive insulin therapy.

REFERENCES
1   The DCCT Research Group: Diabetes Control and Complications Trial (DCCT): results of feasibility study. Diabetes Care 10: 1-19, 1987.

2 Ohkubo Y, Shichiri M, et al: Intensive insulin therapy prevents the progression of diabetic microvascular complications in Japanese patients with non-insulin-dependent diabetes mellitus: a randomized prospective 6-year study. Diabetes Res Clin Pract 28:103-117, 1995.

3 Amiel SA, Tamborlane WV, Simonson DC, Sherwin RS: Defective glucose counterregulation after strict glycemic control of insulin dependent diabetes mellitus. N Engl J Med 316: 1376-1383, 1987.

4 Goldstein DE, England JD, Hess R, Rawlings SS, Walker B: A prospective study of symptomatic hypoglycemia in young diabetic patients. Diabetes Care 4 : 601-605,1981.

5 The Diabetes Control and Complications Trial Research Group: Epidemiology of severe hypoglycemia in DCCT. Am J Med 90: 450-459, 1991.

6 Heller SR, Cryer PE: Reduced neuroendocrine and symptomatic responses to subsequent hypoglycemia after 1 episode of hypoglycemia in nondiabetic humans. Diabetes 40: 223-226, 1991.

7 Amiel SA, Pottinger RC, Archibald HR, Chusney G, Cunnah DT, Prior PF, Gale EA : Effect of antecedent glucose control on cerebral function during hypoglycemia. Diabetes Care 14: 109-118, 1991.

8 Maran A, Lomas J, Macdonald IA, Amiel SA : Lack of preservation of higher brain function during hypoglycaemia in patients with intensively treated IDDM. Diabetologia 38: 1412-1418, 1995.

9 Goldfien A, Moore R, Zileli S, Havens LL, Boling L, Thorn GW : Plasma epinephrine and norepinephrine levels during insulin-induced hypoglycemia in man. J Clin Endocrinol Metab 21: 296-304, 1961.

10 Davis MR, Shamoon H: Counterregulatory adaptation to recurrent hypoglycemia in normal humans. J Clin Endocrinol Metab 73: 995-1001, 1991.

11 Windom B, Simonson DC : Intermittent hypoglycemia impairs glucose counterregulation. Diabetes 41: 1597-1602, 1992.

《抄訳》

低血糖の頻度および持続時間がインスリン治療中の 糖尿病患者の無自覚低血糖状態に関与する可能性 ——実験的研究

香野修介、今村洋一、小路眞護、山田研太郎、野中共平

久留米大学内分泌代謝内科

【目的】　無自覚性低血糖症は厳格な血糖コントロールに伴い起こりうる問題点の一つである。本研究の目的は、低血糖の持続時間およびその頻度が、低血糖によるインスリン拮抗ホルモンの分泌動態や低血糖症状に対してどのような影響を与えるかを調べることである。正常な耐糖能およびBMIを有する5名の健康なボランティアに3種類の低血糖クランプA：90分の持続的低血糖（50 mg/dL）、B：30分の持続的低血糖、C：正常血糖20分を間に挟んだ30分3回の間欠的低血糖を行った。この場合プロトコールBが一般のインスリン低血糖のモデルと仮定すると、Aは低血糖が長時間90分放置された場合のモデル、Cは低血糖が頻回に繰り返された場合のモデルと仮定できる。Bに対してAモデルとCモデルを比較する研究である。インスリン拮抗ホルモンおよび低血糖症状出現の血糖閾値を調べるために、各クランプの後に人工膵臓を用いて段階的高インスリン低血糖クランプ試験を行った。

【結果】　3つのプロトコール間でインスリン拮抗ホルモンの基礎値に有意差は見られなかった。エピネフリン、ノルエピネフリン、コーチゾルの分泌血糖閾値は、クランプAの後に有意な低下が

見られた。グルカゴンおよびGHの血糖閾値も低下の傾向が見られた。一方、間欠的低血糖（クランプC）は、エピネフリン分泌の閾値を有意に低下させた（$p = 0.007$）。またノルエピネフリン（$p = 0.02$）、グルカゴン（$p = 0.001$）、コーチゾル分泌（$p = 0.002$）の血糖閾値も低下した。エピネフリン（$p = 0.001$）、ノルエピネフリン（$p = 0.007$）、グルカゴン（$p = 0.003$）の血糖閾値は、クランプB（低血糖30分持続）後と比べ有意な低下がみられた。さらに低血糖クランプの120から190分においてはクランプBと比較しA及びCのエピネフリン値の反応の有意な低下が見られた（$p < 0.03$）。自律神経症状の出現血糖閾値はクランプAの後は有意に低下したが（56.6 ± 2.2 vs 51.6 ± 0.6 mg/dL, $p = 0.001$）、クランプB後の閾値レベルは変化しなかった。しかし自律神経症状出現血糖閾値は、クランプC後に52.0 ± 0.7（$p = 0.001$）に有意に低下した。一方、中枢神経症状の出現血糖閾値は変化しなかった（43.2 ± 0.2、$p = 0.1$）。

【結語】　30分の持続的な低血糖ではインスリン拮抗ホルモン分泌閾値は低下せず、90分の持続では低下する。さらに30分の持続でも間欠的に最低3回繰り返した場合の閾値は低下することが本研究で明らかになった。低血糖の持続時間およびその頻度が低血糖症および強化インスリン療法を受けている糖尿病患者に見られるインスリン拮抗ホルモンの分泌閾値の低下をきたすと考えられた。従って低血糖からのより迅速な回復を行うことで、厳密な血糖コントロールを行っている糖尿病患者の無自覚性低血糖症発症を予防できる可能性がある。

5

クラビットと眩暈

この一文は、もともと「著作集Ⅰ」の188頁「薬剤の副作用」の稿に掲載するつもりで書いたものであるが、編集の過程で内容が一般の読者には向かないとの気持ちが強くなり、「著作集Ⅱ 臨床医学篇」に廻したものである。副作用が思いもかけないときに突如出現する例として医療関係者各位に読んでいただければありがたい。

　私はこれまで咽頭痛や外傷あるいは簡単な炎症にかかった時はクラビット®（レボフロキサシン）を愛用してきた。炎症にはいつも有効であった。ただし100mg錠である。しかし2009年第一三共はクラビット500mg錠を発売した。これまでは100mg錠を1日量200mgとし、分2で服用していたが、500mg錠は1日1回服用でよいという。私は疑いもせず500mg錠を服用した。ところが、これが思わぬ結果をもたらした。当時私はこれを詳細に記録していた。それを次に記す。

　2009年10月4日（月）　数日来鼻づまり、軽い頭痛がする。病院でDr. Fに私の希望した薬を処方してもらう。眠前に処方してもらったPL顆粒1包、クラビット®500mg 1錠、ロキソニン®60mg 1錠を服用、いつものロゼレム®1錠も服用。3時ごろ覚醒し、眩暈を自覚、起き上がろうとして床に転倒した。強い眩暈で

立ち直る余裕がなく、あっという間に床に転倒した。幸い怪我なし。壁伝いにトイレに行く。頭位性眩暈というべきか、閉眼して体位を変えても強度のめまいを自覚する。注意してクラビット®の副作用を見る。筆頭に「めまい」とある。これほど強いとは驚き。これでは運転などできない。朝7時過ぎ起床、眩暈なし。

10月5日（火）　確認の意味で、あえて午前零時にクラビット®500mg 1錠を服用。PL、ロゼレム®（発売直後の睡眠導入剤）も服用。深夜1:30ころ目覚める。強い眩暈を自覚。ベッドで2〜3分座ってから壁伝いにトイレに行き排尿。戻り就眠。2:30ころ暗闇で寝返りしても強い眩暈を自覚。便意のため壁伝いにトイレに行き排便。高度のvagotonyである。ベッドに戻ってから強い吐気がきた。計3回胃の中のものすべて嘔吐。夕食の炊き込み飯に加えて昼食にとった海苔が混じっている。14時間くらい経過しているのに不思議だ。部屋の明かりを2灯つけた。ベッドに這い上がり、まだ強い眩暈のため立ち上がれず、1〜2時間はどうしても照明を切ることもできない。吐物も始末できない。そのまま就寝。7時ころ目覚め、吐気はなくなっている。やっと消灯できた。吐物を始末し、水洗に流す。クラビット®は禁忌にしてもらわないといけない。この薬は小脳などの平衡感覚をつかさどる部位に働くのか。F先生だけでなく、薬剤師にも伝えたい。

10月6日（水）　今夜は睡眠前にクラビット®服用せず。ロゼレム®も特別に服用せず。翌朝7時まで眠れた。**めまいなし!!**

今夜はロゼレム®を飲んで同薬の眩暈への関与を否定しよう。

10月7日（木） ロゼレム®を服用してこれによる眩暈を否定する。11:30に就寝。翌朝**めまいなし**。クラビット®のインタヴューフォームを見ると、他の副作用より若干高いがそれほど高頻度ではないようだ。しかし、その眩暈の副作用は私の場合極めて強烈であり、服用後3時間くらいで出現する。私の経験では1日1回の服用は、就寝前が服用時間としてはよいが、車を運転する前などは厳に慎むべきだと考える。この旨医師として第一三共に知らせるとともに、厚生省に医師免許番号を付けて報告したが、何の音沙汰もなかった。わが国の役所は国民には極めて冷たいことを実感した。

　発売当時（第一三共、1997年）のインタビューフォームが見つからなかったので、次の記載を参考までに挙げておく。承認時の国内・海外（中国）の臨床試験1,924例では、主な副作用として悪心（3.3％）、めまい（3.1％）が記載されている（同社インタビューフォーム67頁、2019年、第16版）。ただこの所見はあくまで参考値である。数値自体は個々の副作用を考える場合意味がない。悪心、めまいは当初から副作用として記載されていたのである。

　同じクラビット®でも点眼薬（1.5％溶液）では著者は落屑白内障の術前・術後に使用しているが何の問題もない（2020年）。500mg錠内服の場合と1.5％点眼液の場合は後者の血中濃度はけた違いに小さいのが理由であろう。

6

平成元年（第34回）久留米大学医学部
卒業生歓送会の挨拶 （平成元年3月25日）

　皆さん、ご卒業おめでとうございます。クラス担任として最後の挨拶の機会が与えられましたことは、私の大きな喜びです。

　皆さんはそれぞれ立派な真新しい卒業証書を手にしています。ところで私の手元には、対照的に古びた明治16（1883）年4月21日付の一通の卒業証書の写しがあります。ある医学士の卒業証書です。「医学科を修め卒業試問を完うし正にその業を卒へり、よってこれを証す」——その後に試験を担当した5人の教授が一人ずつサインしています。解剖学はDisseとあります。肝臓のDisse腔のDisseでしょうか。内科学はあのツツガムシ病を世界に紹介した、肺吸虫卵をヒトで初めて発見したBaelzです。その後です、私には大変興味深いのは。「試業　全成績　乙」と明記してあります。昔は成績を甲、乙、丙、丁、戊といたしました。その乙ですから飛び切りの秀才ではありませんね。この卒業生は親からの仕送りを全く受けず、今日でいうアルバイトをしながら勉学したこともあって、もう32歳です。2学年上には森鷗外がいました。鷗外は弱冠20歳で卒業しています。対照的ですね。この晩学の卒業生は、月給200円の地方の病院長や医学校教授の職を

辞退し、当時流行した伝染病を撲滅しようと考え、わずか70円で内務省の衛生局へ入りました。

　現在が遺伝子工学の時代だといたしますと、当時は細菌学（もっとも bacteriology という術語はまだなかったようですが）の隆盛期でありました。この卒業証書（1883年）の前年（1882年）には結核菌が、翌1884年にはコレラ菌が Robert Koch により発見されました。そんな背景からこの医学士は3年後、長与専斎の尽力で Koch の教室へ留学し、疾風怒濤のような人生の驀進を開始しました。今からちょうど100年前の1889年に破傷風菌の純粋培養に成功し、ジフテリア菌と破傷風菌が菌体外毒素を出すことを証明し、それを使って血清療法を確立しました。つまり toxin, antitoxin の概念を提出したのです。細菌学と免疫学の新しい field を開いたのです。またペスト菌の発見もしています。大分県中津出身の巨人福沢諭吉の援助を受けて日本で最初の伝染病研究所をつくり、慶應大学に私学で最初の医学部を創設しました。また日本医師会の初代会頭でもありました。そして伝染病研究所を追われるように去ってから、実に63歳で民間の北里研究所を創設し所長となりました。それが今日の北里大学に発展しました。そうです、その医学士とは、北里柴三郎先生（1852〜1931）です。

　学者として見ても北里先生の業績はノーベル賞に値するものです。事実、恩師の Koch はもとより、同僚のジフテリア菌と破傷風菌の血清療法の共著者 von Behring は第1回のノーベル医学生理学賞を授賞されています。なぜ北里先生がもらえなかったのか、いろいろ言われていますが、私の考えでは一番大きな理由は日本

が当時はまだ東洋の一小国にすぎなかったことだと思います。しかし、そんなことは大したことではありません。有名な Dubos の細菌学の教科書（Bacterial and Mycotic Infections of Man)の中には Kitasato の名前が4回も出てきます。北里先生の業績は、細菌学、免疫学の人類の恩人として永遠に不滅であります。

　皆さんは今日めでたく卒業されました。卒業は医師としての人生の始まりを意味し、社会人1年生を示します。諸君は将来は知らず、今は一つも偉くはないのです。久留米大学にも、まして医学界には何も貢献していません。これから本当に医学を学んでもらわなくてはなりません。これを肝に銘じていただきたい。諸君が活躍するのは今日からです。

　また1番も132番も同じスタートラインに就いているのです。今までの席次は帳消しです。チャンスは平等に与えられています。皆さんがどんな医師になるか、久留米大学や日本の医学界を支える偉大な医学者が果たしてこの中から出るか、ここにご出席の来賓、ご父兄、教職員、在校生の皆さんとともに私も注目し、大いに期待しているところです。これを忘れてもらっては困ります。

　今でも熊本県阿蘇郡の小国町に行きますと、北里先生の生家を中心にした北里記念館があります。そこに佇み先生の人生を考えると、いろいろな感慨がわいてきます。私たちは自己の才能の乏しきをいたずらに嘆いて、懸命の努力を怠る傾向がありはしないでしょうか。しかし己の観察した事実を何より重んじ、自己を信じ、自己の才能を生かし切って世界の病人を癒した北里先生の一生は、医学者として誠に素晴らしいものと思います。

　またこの医学界の巨人を側面から絶えず援助した九州の長与専斎、福沢諭吉、緒方正規の力も誠に大きなものです。長与、福沢はともに緒方洪庵の適塾の出身です。ヒトは一人では大きな仕事はできません。人生の出会いは大変重要です。本日は私どもの身近に生まれ、この九州が生んだ、世界に誇る医人と彼を取り巻く人々の小さなエピソードを紹介いたしました。皆さんの今からのご研鑽をお祈りし、以てクラス担任の挨拶といたします。ご清聴ありがとうございました。

（平成元（1989）年3月25日）

7

原著、総説、講演

■ 原　著

1) 野中共平：ライフスタイルと糖尿病―ソフトドリンクケトーシスの背景を考える．日本人間ドック学会誌 12（1）：25-27，1997.

2) 野中共平，山田研太郎，香野修介：低血糖の病態と対策―網膜症にやさしい血糖コントロール．日本眼科紀要 50（2）：85-90，1999.

3) Nonaka K, Ono F, Ishibashi M and Okita N：No delay in glucose change at antecubital skin in hypoglycemia of normal subjects. Diabetes Care 26（3）：957-958, 2003.

4) 村山司郎，沖田信光，野中共平：グリベンクラミドではコントロールが不十分な2型糖尿病患者におけるグリメピリドの効果．臨牀と研究 80（1）：193-197，2003.

5) 石橋深雪，小野吹美，村山司郎，沖田信光，野中共平：低血糖時の採血部位による皮膚血糖値の異同について―前腕皮膚血糖値変動は指先部血糖値変動より「生理的に」遅れるか．プラクティス 20（6）：726-730，2003.

6) 小野吹美，村山司郎，沖田信光，野中共平：2型糖尿病のコントロール不良例に対するグラルギン1回注射＋ミチグリニド3回毎食前内服療法の有用性．先進インスリン療法研究会誌 3：1-5，2006.

7）野中共平，岡田扶美，小野吹美，村山司郎，沖田信光：インスリン抵抗性糖尿病におけるメトホルミン使用量の検討―現行最大使用量750mg/日は適当か．臨牀と研究　84（3）：455-460，2007.

8）小野吹美，村山司郎，沖田信光，野中共平，栗並　茂，南　泰三，前山英彦，山口　茂，中西俊明，牟田広毅：健康成人におけるミチグリニド服用時間の検討―服用時間の遅れが血糖・インスリン分泌パターンに与える影響．プラクティス　24（1）：79-84，2007.

9）小野吹美，村山司郎，沖田信光，野中共平：グラルギン1回注射とミチグリニド毎食直前3回経口投与により血糖コントロールが改善した薬物二次無効2型糖尿病の1症例．プラクティス　24（3）：351-355，2007.

■ 総　説

1）野中共平，金澤康徳：研究とその背景を探る．Diabetes Frontier　11（2）：215-229，2000.

2）野中共平：「新しい糖尿病の分類と診断基準」とあるべき糖尿病治療．武雄杵島臨床医学誌　10：81-83，2000.

3）野中共平：糖尿病性昏睡の病型分類・診断基準．内科　85（6）：1729-1732，2000.

4）野中共平：インスリン療法の進歩．梶沼　宏，羽倉稜子，岩本安彦　編：糖尿病の生活指導ガイドライン．金原出版，pp63-69，2000.

5）野中共平：新しい糖尿病の薬物療法．鹿島藤津地区医師会報　87：10-11，2000.

6）野中共平，山田研太郎：ソフトドリンクケトーシス．日本臨牀　60（増刊号9）：795-800，2002.

7）野中共平：糖尿病―病態生理と症状．島田　馨，他専門編集11名　編：内科学書　改訂第6版．中山書店，pp365-371，2002.

8）野中共平：ヒトインスリン吸入療法．Diabetes Journal 30（3）：101-107，2002．

9）野中共平：無自覚性低血糖のメカニズムと対策．Medical Practice 17（1）：123-129，2000．

10）野中共平，名和田新，荒木栄一：トータルケアで予防・管理する糖尿病．Medical Tribune，特別企画，11.27，2003．

11）野中共平：新しい糖尿病の分類と診断基準．弥生 388：1，1999．

12）野中共平：巻頭言―胎生期の教育．日本糖尿病・妊娠学会会報 8（2）：1，2006．

13）野中共平：糖尿病臨床閑話（第1回）―疼痛がなく正確で迅速に血糖値が得られる血糖自己測定（SMBG）法．臨牀と研究 87（5）：746-749，2010．

14）野中共平：糖尿病臨床閑話（第2回）／ソフトドリンク・ケトーシス―日本社会の歪みを具現．臨牀と研究 87（8）：1180-1181，2010．

15）野中共平：糖尿病臨床閑話（第3回）／無自覚（性）低血糖（hypoglycemia unawareness, HU）．臨牀と研究 87（10）：1526-1527，2010．

16）野中共平：糖尿病臨床閑話（第4回）／2型糖尿病の治療．臨牀と研究 88（3）：394-397，2011．

17）野中共平：書評：Current Therapy of Diabetes Mellitus（ed. DeFronzo RA）．Diabetes Journal 27（3）：126，1999．

18）野中共平：ビグアナイド薬，繁田幸男，景山　茂，石井　均 編：糖尿病診療事典 第2版．医学書院，pp195-196，2004．

19）野中共平：糖尿病患者の食事療法．黒川　清，松澤佑次（編集主幹）／北　徹，貫和敏博，永井良三，千葉　勉，井廻道夫，岡　芳知（編集委員）：内科学 第2版．文光堂，pp1104-1107，2003．

20）野中共平：低血糖症．日野原重明，井村裕夫 監／岩井郁子，北村　聖（監修協力）／南條輝志男 編：看護のための最新医学講座―8. 糖尿病と合併症（第2版）．中山書店，pp403-419，2006．

21）野中共平：食事療法．垂井清一郎，門脇　孝，花房俊昭　編：最新
　　糖尿病学—基礎と臨床．朝倉書店，pp363-376，2006.

22）野中共平：無自覚性低血糖．春日雅人，羽倉稜子　編：糖尿病療養
　　指導二頁の秘訣—私はこう指導する．金原出版，pp110-111，2002.

■ 講　演

1）最近の糖尿病治療．甘木朝倉医師会病院，2000.4.21

2）私の受けた教育から将来の日本の教育を考える．白石共立病院20
　周年記念講演会，2000.7.1

3）生活習慣病—糖尿病—を予防するには．三日月町講演会（三日月町
　公民館），2000.8.21

4）生活習慣をもう一度見直そう．第59回市民糖尿病教室（佐賀市医
　師会立看護専門学校），2000.9.9

5）放置すると怖い糖尿病．杵島保健所主催（北方町中央公民館），
　2000.9.28

6）これからの地域健康づくり—佐賀県の取り組み．新潟県衛生部主催
　（新潟ユニゾンプラザ），2000.10.14

7）糖尿病—定義・疫学・成因と分類・病態・臨床症状．日本療養指導
　士九州地区講演会（北九州国際会議場），2000.11.3

8）招待講演：糖尿病治療の新展開．上海第2医科大学，2000.12.20

9）生活習慣と糖尿病—特に食事の重要性．米穀協会福岡講演会（西鉄
　ソラリアステージ），2001.1.21

10）2型糖尿病の成因と治療—最近の進展．唐津地区医師会講演（唐津
　ロイヤルホテル），2001.2.5

11）糖尿病一次予防のストラテジー．武雄地区コメディカル講演会
　（武雄杵島医師会館），2001.2.19

12）糖尿病のインスリン療法．第7回武雄杵島医師会勉強会（武雄セン

チュリーホテル), 2001.2.26

13) 2型糖尿病の成因と治療─最近の進展. 唐津松浦地区医師会（唐津ロイヤルホテル), 2001.5.13

14) 近年の2型糖尿病治療について. 久留米医師会（久留米ニュープラザ), 2001.5.18

15) 近年の2型糖尿病内服剤治療について. 佐賀糖尿病研究会（佐賀マリトピア), 2001.6.8

16) 糖尿病の治療目標設定と治療方針. 第5回筑後佐賀糖尿病療養指導士研修会（久留米大学筑水会館), 2001.6.24

17) 糖尿病の型判別について. 第9回糖尿病代謝勉強会（武雄杵島医師会館), 2001.7.2

18) 低血糖とシックデイ. 第5回筑後佐賀糖尿病療養指導士研修会（佐賀アバンセ), 2001.7.8

19) 2型糖尿病の薬物治療─最近の動向. 第26回沖縄糖尿病懇話会（沖縄都ホテル), 2001.8.10

20) インスリン治療の新展開. 長崎糖尿病研究会（長崎ブリックホール), 2001.8.31

21) インスリン治療の新しい動向. 広島糖尿病研究会（広島21世紀ホテル), 2001.9.6

22) インスリン治療の新しい動向. 山口糖尿病研究会（山口グランドホテル), 2001.9.20

23) 糖尿病の療養中に見られる低血糖と予防法. 第60回糖尿病講演会（なかまハーモニーホール), 2001.9.29

24) インスリン治療の最新の動向. 米子糖尿病研究会（米子国際ホテル), 2001.10.20

25) これから必要な糖尿病の治療戦略. 佐賀糖尿病シンポジウム（はがくれ荘), 2001.11.2

26) SMBGを中心とした治療. 博多糖尿病研究会（ニプロ), 2001. 11.2

27）糖尿病をもう一度よく考え正しく立ち向かおう．糖尿病週間久留米市民糖尿病講座（久留米草苑），2001.11.18

28）生活習慣病について．糖尿病週間（白石町会館），2001.11.22

29）糖尿病を健やかに生きる―最良の糖尿病治療を目指して．わかくさ糖尿病会発会記念講演会（久留米市古賀病院），2001.11.23

30）糖尿病の特徴をよく知り正しく立ち向かおう．広島糖尿病週間患者講話（広島大学広仁会館），2001.11.24

31）インスリン治療の大転換点．唐津東松浦医師会（唐津ロイヤルホテル），2001.12.1

32）糖尿病の最近の話題と行政・医療・地域の関わりについて．鳥栖三養基医師会（鳥栖中央公民館），2001.12.3

33）一臨床医の見た糖尿病治療の過去・現在・未来．第12回指宿糖尿病懇話会（指宿白水館），2001.12.7

34）糖尿病の一次、二次予防の現状と対策．(武雄杵島医師会館)，2002.1.25

35）インスリン治療に伴う低血糖―無自覚性低血糖の成因と治療．第18回兵庫インスリン治療研究会（神戸ゴーフル劇場），2002.2.16

36）糖尿病の合併症―血糖はできるだけ正常化しましょう．久留米保健所講習会（久留米総合庁舎大会議室），2002.2.27

37）糖尿病の一次・二次予防の最前線．平成13年度佐賀県糖尿病対策事業コメディカル研修会(佐賀県医師会成人病予防センター)，2002.3.11

38）無自覚性低血糖．厚生科学研究「インスリン療法に伴う低血糖予防，とくに自動車運転に際しての低血糖予防行動指針の策定」(RCC文化センター)，2002.3.16

39）インスリン療法の現況―無自覚性低血糖とその予防のためのトレーニング法．第45回日本糖尿病学会イヴニングセミナー（東京国際フォーラムホールC），2002.5.17

40）糖尿病治療目標の設定と治療方針．第6回筑後佐賀糖尿病療養指導士研修会（久大筑水会館），2002.6.9

41) 糖尿病の予防に関する大規模スタディーの現状．第1回佐賀医師会糖尿病対策委員会（佐賀県医師会館），2002.6.11

42) 2型糖尿病と知識創造．第4内科同門会講演（ホテルニュープラザ），2002.7.6

43) 2型糖尿病治療の実際．倉敷糖尿病研究会（ホテルハイザ倉敷），2002.7.12

44) 下垂体疾患．武雄・杵島医師会勉強会（武雄杵島医師会館），2002.7.30

45) インスリン療法の現況．宮崎強化インスリン療法研究会（宮崎JA・ATMホール），2002.9.7

46) 軽症糖尿病の治療．第14回武雄杵島内分泌代謝勉強会（武雄杵島医師会館），2002.10.29

47) 2型糖尿病の治療．第1回佐賀SS会（マリトピア），2003.1.20

48) 無自覚性低血糖とその予防のためのトレーニング法．武雄杵島医師会（武雄杵島医師会館），2003.2.3

49) 軽症糖尿病をいかに取り扱うべきか．第2回佐賀SS会（マリトピア），2003.2.10

50) 最新のインスリン療法．第3回佐賀SS会（マリトピア），2003.3.10

51) 糖尿病治療目標の設定と治療方針．第7回筑後佐賀糖尿病療養指導士研修会（久大筑水会館），2003.6.8

52) 糖尿病最近のトピックス．日本糖尿病協会佐賀支部栄養部会（佐賀医科大学臨床小講堂），2003.6.16

53) 低血糖とシックデイ．第7回筑後佐賀糖尿病療養指導士研修会（久大筑水会館），2003.6.22

54) インスリン治療の新しい動向．第6回阪神糖尿病セミナー（ホテルホップイン尼崎），2003.6.28

55) SMBGの新しい展開—非指先部採血の有用性，とくに炭水化物の摂取後の血糖応答について．久留米大学佐賀4内会（ルネッサンスホテル創世），2003.9.12

56) 糖尿病治療上におけるSMBGの意義：5.血糖自己測定の新展開—非指先部測定の有用性．鹿児島糖尿病セミナー（鹿児島市市町村自治会館）．2003.11.1

57) 2型糖尿病治療とインスリン抵抗性．武田薬品講演会（ホテルニューオータニ）．2003.11.15

58) 血糖測定法の進歩から見えるもの—シーラカンスの呟き．第52回大阪大学第2内科同窓会総会（リーガロイヤルホテル）．2004.1.10

59) 地域住民成績の適正な評価と取扱．佐賀県医師会講演会（佐賀県医師会成人病予防センター）．2004.1.21

60) インスリン治療の大展開．佐賀県医師会講演会（佐賀県医師会成人病予防センター）．2004.3.3

61) HbA1cとは何か—何を表しどんな意味があるのか．かささぎの会（白石共立病院）．2004.3.18

62) アナログインスリン時代の到来—インスリン皮下注射療法の定番か？　兵庫県国保連合会研究会（兵庫県国保連合会研究会大会議室）．2004.5.20

63) 糖尿病治療の最前線—初期糖尿病の治療．三共勉強会（はがくれ荘）．2004.6.25

64) 糖尿病の予防と治療—食事・運動療法による肥満の解消がカギ．村民講演会（北海道西興部村公民館）．2004.8.27

65) 糖尿病激増の要因とその予防・治療．佐賀4内会（ルネッサンスホテル創世）．2004.9.11

66) 糖尿病予防・治療上の筋肉運動の重要性．鳥栖三養基医師会（サンメッセ鳥栖大会議室）．2004.11.11

67) 2型糖尿病病態でのインスリン抵抗性—概念の拡張と重要性．伊万里・有田医師会講演（伊万里迎賓館）．2004.11.25

68) 糖尿病の概念，療養指導各論．糖尿病療養指導士認定機構（福岡），2004.12.9

69）2型糖尿病の治療―特にインスリン抵抗性の重要性について．神埼郡医師会学術講演会（神崎町「竹下」），2005.2.23

70）糖尿病の予防・治療に運動ほど良いものはない．白石共立病院かささぎの会（白石共立病院），2005.3.24

71）2型糖尿病治療上のグルファスト®の適応．佐賀県医師会（成人病予防センター），2005.5.20

72）糖尿病を的確に治療するために．白石共立病院セミナー〔医師会会員勉強会〕（白石共立病院），2005.6.22

73）2型糖尿病治療を再考する．第13回西日本肥満研究会（大分全日空ホテルオアシスタワー），2005.7.9

74）2型糖尿病治療を再考する．第7回佐賀4内会（ルネサンスホテル創世），2005.9.3

75）糖尿病の概念．第5回糖尿病療養指導士認定機構（福岡ファッションビル），2005.10.29

76）簡便・明快なインスリン療法．呉市学術講演会（国立呉病院医療センター），2005.11.1

77）血糖・HbA1cはあなたの将来に何よりも大切です．白石共立病院かささぎの会（白石共立病院），2005.12.15

78）食後高血糖フォーラム．セイブル®錠発売記念講演会（マリトピア），2006.3.30

79）肥満2型糖尿病の正統的対処法．第14回西日本肥満研究会（翠香園ホテル），2006.7.9

80）食後血糖の重要性．第39回かささぎの会（佐賀県医師会成人病予防センター），2006.7.20

81）2型糖尿病治療の新しい考え方．第41回和歌山インスリン治療懇話会（和歌山東急イン），2006.8.26

82）私の受けた教育からこれからの日本の教育を考える．第8回佐賀4内会（マリトピア），2006.9.2

83） あなたの糖尿病とうまく付き合うコツ．北海道西興部村講演会
（西興部村公民館），2006.10.20

84） 2型糖尿病のコントロール不良例に対するグラルギン1回注射＋ミ
チグリニド3回内服療法の検討．第6回先進インスリン療法研究会
（長岡市商工会議所），2006.10.28

85） 糖尿病医療の現状とLCDEの役割．筑後佐賀糖尿病療養指導士会
（佐賀大学看護学科講義室），2006.11.12

86） 2型糖尿病に関する私の主張―インスリン抵抗性の重視．鳥栖三養
基糖尿病勉強会（翠香園ホテル），2007.2.14

87） 肥満を助長しない2型糖尿病治療．佐賀医学会・日医生涯教育講座
（佐賀県医師会成人病予防センター），2007.2.24

88） 糖尿病手帳の見方と使い方．貝塚市三杉内科，2007.12.13

89） 2型糖尿病治療の基本的な考え方．大阪DMアカデミー（府中病院
府中ホール），2008.1.26

90） 糖尿病を的確に治療するために最低限必要な病型分類，検査と治
療知識．貝塚市医師会講演会（貝塚市医師会館），2008.3.13

91） 2型糖尿病治療の基本姿勢．第57回大阪大学月曜会（医学部銀杏
会館），2008.6.14

92） DMの予防と早期発見．大阪府病院薬剤師会（薬剤師会館），
2008.10.26

93） 糖尿病臨床五十年―昨日，今日，明日への希望．大阪泉南地区学
術講演（リーガロイヤルホテル堺），2009.6.11

94） グルカゴンの臨床と関連ペプチド研究の発展．小野薬品研究会
（ホテルニューオータニ熊本），2010.11.24

95） 糖尿病治療の基本観念と治療改善への血糖自己測定の活用．ニプ
ロ社内研修会（東京都文京シヴィックセンター），2012.10.25

96） 宗教ならびに死生観に関する一考察．久留米大学医学部同窓会
大阪支部総会（スイスホテル南海大阪），2016.10.15

終わりに

　本書を終えるに臨み、私の書きたかったことを挙げてみると次のように纏めることができる。

1　個別医学

　本書の内容骨子は、個別医学である。大学、総合病院以外の医療施設では伝統的な臨床医学の手法を用いることは難しい。そこで私一人が自分自身の体を対象に、これまであまり私自身は知らなかったヒトの個人医学を研究することにした。これならいつでもどこでも実行しやすいことが最大の理由である。同意を得る必要もない。

　幸い白石共立病院で疼痛のない血糖の測定法を開発することができた。また臨床検査技師や理学療法士、栄養士、看護師の理解ある協力が得られた。

　無痛で貧血などの恐れのない頻回採血法の開発の結果、同一個体での血糖検査を疼痛も副作用もなく自然に実施することが可能になった。行ってみるといろいろの興味のある事実が明らかになった。最大の利点は採血による貧血などの副作用がないため、検体の採血回数が必要なだけ確保できることである。

　譬えは適当でないかもしれないが、比喩を用いれば静止画とアニメーション（アニメ）を思い浮かべていただければと思う。静止画（宗教画など）は一枚の絵から私たちが想像力を働かせて状

況を思い浮かべるのであるが、アニメは多数の静止画を連続して見ることによって一連の人や動物、自動車、飛行機などの動きを経時的に瞬時に理解することができる。人体の動きを見ることによって人の生理機構を動的に理解することが可能になる。これには従来の少数例による分析に比べて観測数が圧倒的に大であることが利点として挙げられよう。観察結果は議論の余地がないほど明確に、判然と示されるのである。

　また哲学者鷲田清一氏が説かれるように、自分自身を理解するうえで大変有効なのである。氏の引用例を挙げれば人は自分の顔、表情を瞬間、瞬間に同時点で直接自分が見ることはできない。同様に自己の背中（背面など）も直接見ることはできないのである。自己の体の反応も知っているようでも、実際には私どもはほとんど知らないのである。（鷲田清一『じぶん・この不思議な存在』講談社現代新書、18頁、1996年）

　さらに穿刺によって身体成分（内臓や体液）を採取・分析するにも普通は多少とも疼痛を伴う。血液採取も実際には若干の疼痛を伴う。血液、その他の内臓の穿刺針によるサンプル採取は、実は体液採取＋疼痛刺激なのであるが、通常疼痛刺激は被検者以外には無視され意識されない。

　個別医学は学問における賢者による高位の人への教育、個人教育に当たるものでギリシャ時代から行われてきた。むしろ現代社会における学校教育は歴史的にはむしろ新しいシステムと考えられる。時間と手間、必要経費を考えれば学校教育は次善の策に過ぎない、ともいえるであろう。

　利点はこれ以外にも比較の対象が自分自身であるため、例えば食物や薬物、筋肉運動を負荷した場合、非負荷時と負荷時の条件は、両負荷時の経過時間の因子を除けば全く同一と考えてよい。その意味で対照値と実験値の対照性はより高次と考えられる。

2　香野修介論文について

　糖尿病の血管合併症が大きな国民病として世界的にも問題視される中で、合併症の発症を防ぐためには、糖尿病の血糖値を1日24時間できるだけ正常人の血糖値に近づける治療が必要である。そのためにはいわゆる「厳格な血糖管理」が求められる。日常生活では合併症が起こらない範囲で、高血糖も低血糖もともに避けながら、質のよい糖尿病治療を施さなければならない。そのためにすべての血糖値をできるだけ正常に近く維持する必要がある。医原性低血糖は、インスリンやSU剤を使用して糖尿病を治療する場合、どうしても避けられない必要悪といえる。

　医原性低血糖の一つで最も頻度の高い病態は、治療上使用するインスリンが一時的に多すぎるために生ずる「インスリン低血糖」で、よい治療を目指す限りどうしても生じてしまう副作用である。これが起こると患者さんはしばしば「無自覚性低血糖」に陥る。自分では自覚しないうちに意識障害が起こってしまうのである。これは各種の事故、疾病の原因になる状態で、早く見つけて治療すればよいが、さもなければ各種の事故につながってしまう。どうすれば「無自覚性低血糖」を避けながらよい治療が実現できるのか。糖尿病治療に当たる医師がいつも悩まされる問題の

筆頭である。無自覚性低血糖は、低血糖自体が原因で起こる病態である。そこでインスリン低血糖が持続時間、頻度など、どの程度なら無自覚性低血糖を起こさずによい治療を続けられるか、それを研究したのが香野論文である。

　この研究は私が教授時代の晩年に香野修介君が主に行った研究であるが、博士論文として教授会に提出されたのは私の定年退職後であった。しかし教授会ではこの論文は残念ながら学位論文としては受理されなかったようである。その理由の詳しいことはその場にいなかった私にはわからない。しかし研究目的は前述の通りなので、インスリン治療を受けている患者さんに非常に有益な研究であると私は考え、現状のまま埋もれてしまうのはもったいないと思い、この機会に掲載してインスリン治療を受けている患者を診療している医療者に役立てていただきたいと考えた。これが本論文を掲載した理由である。

3　久留米大学医学部卒業生への祝辞

　私が述べたかったことは、次のようなものである。久留米大学には学生が順調に医学部生活を送れるように助言し、また落第しそうな学生が進級できるように担当教授が教授会で尽力する制度がある。私が育った大学にはない制度である。学生は一般教養や基礎医学を学ぶ医学部2年間（1,2年生）に1人、次いで初期臨床・臨床を学ぶ4年間に計2人、うち患者に接し全面的に臨床医学を学ぶ最上級生2年間は臨床教授1人が担当する。平成元年卒業生も私が昭和の最後の2年間クラス担任を務めた。

　私がクラス担任であったこの頃、卒業までにどのくらい保護者が金銭的負担をするかというと、ざっと3,000万円といわれていた。全国医学部学生8,000人を6年間教育するのにどのくらいの予算が必要か——国立大学のように国が大部分負担するか、私立大学での父兄が相当部分を主に負担するかの別はあるが——ざっと計算すると、詳しくは記憶しないが当時（1991年）湾岸戦争が勃発し、日本は金銭的援助だけして血を流す人的貢献はしないのかと世界から叩かれた。そのとき日本政府が当初拠出した金額が大体これに近い額になったと記憶している。医学生を8,000人教育するのには、財政的にもこのくらいかかるのである。この貴重な人的資源を国家としても極力有効に活用しなければならないのである。

　私学の卒業生は開業医の子弟が多く、親に大きな負担をかけた分、立派な医師に成長してもらわなければならない。卒業して親子ともに喜ぶ気持ちは十分わかるが、いつまでも浮かれていてはなりませんよ、君たちは現在では何者でもないのですよ、の気持ちを込めてこの祝辞を贈った。彼らの多くは親の医院を継いで開業医になるのでそれも結構だが、立派な開業医になってもらいたい。ちゃんと病人を診ていける臨床の実力を持った医師になって地域の医療を支えてもらいたい、日本の医療を前進させてもらいたいとの願いを込めて挨拶した。

　また私の出身教室、阪大第2内科でしかも同じ内分泌代謝研究室出身の後輩山縣和也氏が現在熊大の医化学教授である。Natureにも論文を複数載せた優秀な研究者である。北里柴三郎の話にな

りこの祝辞の話をしたところ、ぜひ今度の出版物（本書のこと）に載せなさい、との強い推薦の辞を寄せてくれた。彼は北里記念館に熊大の医学部学生を連れて見学にいく予定だという。ご存じのように北里博士は熊本医学校（現熊本大学）出身で、当時熊本医学校の恩師、C. G. マンスフェルトの強い勧めに従って東京医学校（のちの東大医学部）へ進学した。これも理由の一つである。

4　コモンディジージズへの臨床医学研究の注力

　さて私は自分の臨床医師としての人生を回顧して本書を執筆してきた。最後に臨み書き残した事項を考えてみると、しばしば遭遇するものの症例に最適の治療法になかなか的確にたどり着けない一群の疾病があることに気が付いた。私自身が罹患した疾病を念頭に、一部を記述して稿を終わりたいと思う。本稿執筆時86歳の私がこれまでに経験した疾病は次のようなものがある。

著者の疾病史
1. 高度近視　小4から眼鏡で矯正、老年期に人工水晶体を入れ改善
2. 慢性副鼻腔炎　小学時より成人期まで 耳鼻科手術計2回
3. 習慣性頭痛→精神修養で自然治癒
4. 化膿性虫垂炎→外科摘出術で全治
5. 左肺結核→PAS、INAH内服で治癒
6. 尿路結石（激痛）→自然排出計3回（夏季入梅期好発）
7. 左アキレス腱断裂（テニス中左下肢に衝撃）→腱縫合術で全治
8. 椎間板ヘルニア（庭の芝生手入れ中に発症、激痛）
　　→漢方ツムラ18番（桂枝加朮附湯）内服→著効、略治

9. 境界型糖尿病→意識的歩行運動で正常化（次頁コラム参照）

10. 両側老人性難聴→補聴器

11. 鼻腔ポリープ切除術（内視鏡下）

12. 咳喘息→現在も治療中

13. 白内障→全摘出、人工水晶体置換術

14. ばね指（左第4指）→手掌腱鞘切開術で全治

15. こむら返り（激痛、ツムラ68番芍薬甘草湯が若干効果あり）

16. 吃逆（芍薬甘草湯が若干効果）→1～2年後自然治癒

17. 前立腺肥大症（デュタステリド内服で治療中）

18. 落屑白内障→左眼視力低下　治療中

19. 眼内レンズ遊走→固定術 予定

1～7は小青壮年期、8～19は壮老年期に患った疾病である。

　6は梅雨時分から好発するので、その時分から水分の意識的摂取が有効で予防可能である。

　劇的に著効を示したのは8の桂枝加朮附湯であり、一服直後から疼痛が軽快し始めたのが実感でき、2～3日で疼痛は消退した。ただし個体差が大きく、他人の同疾患に試したが効果が見られなかった。

　10の補聴器は不要の雑音を拾いすぎるのが難点である。耳鼻科医師の話では、大脳の加齢による言語選択機能の低下らしい。

　12の初発症状は、軽い口渇で退職直前に発症した。呼吸器疾患専門医に受診し、クラリスロマイシンが著効を示した。毎日経口薬と吸入療法を続けている。

　14は突然発症した。左第4指が90度に屈曲して顔を洗うのに

難渋した。はじめのうちこれを忘れて従来通り両手で洗顔しようとして鼻の頭に左第4指爪で引っかき傷をよく作った。シャーロック・ホームズならすぐ患者の指を診たかもしれない?! 手術で矯正（第4指腱鞘切開術）してもらってから、両手で普通に洗顔できる有難さが身に染みて実感できた。

　15は突発発症で発症を予想できない場合もあるので、予防ができないのが困る。特に非日常的筋肉運動をした後などは予防的に服用し、発症を予防できることもある。

　16はこれという治療法がなく、芍薬甘草湯が若干効果を示し

《ウォーキングと耐糖能》

　グラフは、私の65歳時の75gブドウ糖経口負荷試験の成績である。定年退職を1年後に控え、大学の人間ドックで私は1998年8月6日に75gのブドウ糖を服用し、血糖値の検査を受けた。当時の成績が▲グラフである。この成績は境界型と言われる結果であった。これはいけないと1日1時間くらい帰宅後ウォーキングを続け、半年後に再度同試験を受けた。2回目（○印、1999年2月9日）は日本糖尿病学会が推奨する3時間の方法である。今度は正常パターンに戻っていた。

　筋肉運動には様々な運動がある。どれでも実行すれば効果はある。中でも歩行運動はふつうの人が最も慣れ親しんでいる運動であり、意識すればだれでもどこでも実行できるのが利点である。私はもう20年以上週3〜4回の歩行運動（40〜60分）を続けており、空腹時血糖とHbA1cで効果を確認している。

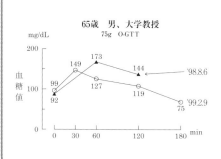

65歳　男、大学教授
75g O-GTT

たが、自然治癒を待つほかなかった。現在2年余り新規には発症していない。

17は内服で頻尿が軽快し、手術や照射療法を免れている。

現在は18で難渋している。これという治療法が確立されていない。

結局これらの疾病は治療に傾注し、新しい治療法を今後開発することが望ましい。それには患者の訴えをよく聞き、地道な観察と試行錯誤を続け、新しい治療法を探す以外に方法はないようである。

5　難治疾患の治療法開発

私の場合、幸運にも重篤な悪性腫瘍、血液疾患、新規伝性病・感染症、変性疾患などには罹患していない。これらの疾患には将来の新治療法の開発に待つところが大きい。

臨床医学にはまだまだ克服すべき難病が多数ある。若い医師の今後の活躍に期待する分野は多々残されている。意欲のある後輩医師諸氏に大いに期待している。

最後に本書『臨床医学研究論文・講演集——野中共平著作集Ⅱ』の刊行に当たり、折からの新型コロナ感染症の全国蔓延の最中に心胆を砕いて編集して頂いた松永裕衣子編集長、変わらぬ恒心で入念な校閲を頂いた小山妙子氏、美しい作図と横書き印刷で本書を仕上げてくださった中野浩輝氏、装幀の野村浩氏にも深甚の謝意を表します。この3年あまり執筆に集中することを許容してくれた妻、美智子、全体を見渡して誤りを正してくれた長男、元にも謝意を呈します。

野中共平（のなか・きょうへい）

昭和8年7月、兵庫県明石郡垂水町（現神戸市垂水区）生まれ。大阪府豊中市在住。日本糖尿病学会会長、日本糖尿病学会理事、日本内分泌学会理事、日本糖尿病・妊娠学会会長・世話人、日本糖尿病学会九州地方会会長、日本内科学会九州地方会会長、インスリン持続皮下注入療法研究会代表世話人、日本先進糖尿病治療研究会顧問等を歴任。日本糖尿病学会坂口康造賞受賞。

［略歴］

昭和33年3月　大阪大学医学部卒業

昭和39年3月　大阪大学大学院内科系修了、医学博士
　　　　　　　「糖質の膜透過に及ぼすインスリンの効果に関する研究」

昭和40年10月　大阪大学医学部付属衛生検査技師学校専任講師

昭和42年4月　米国デトロイト・サイナイ病院研究部留学

昭和53年8月　大阪大学講師

昭和56年1月　同大助教授

昭和60年6月　久留米大学医学部教授（内分泌代謝内科学講座担当）

平成10年4月　久留米大学大学院医学研究科長

平成11年3月　久留米大学定年退職

平成11年10月　白石共立病院 名誉院長

平成25年3月　市立貝塚病院退職

［専門］

糖尿病の専門医教育、血糖の無痛採血法（指先採血の疼痛追放）、クーロメトリー法による血糖迅速測定法、糖尿病の食事療法、持続皮下インシュリン注入療法（CSII）の確立と代表世話人、低血糖症、無自覚性低血糖の発症機序、グルカゴン分泌と生理作用、個別医学の提唱 など。

野中共平著作集 II

臨床医学研究論文・講演集

2020 年 7 月20日　　初版第 1 刷印刷
2020 年 7 月30日　　初版第 1 刷発行

著　者　　野中　共平

発行者　　森下　紀夫

発行所　　論　創　社
　　　　　〒101-0051 東京都千代田区神田神保町 2-23　北井ビル
　　　　　tel. 03 (3264) 5254　fax. 03 (3264) 5232
　　　　　http://www.ronso.co.jp　振替口座 00160-1-155266

装　幀　　野村　浩

組　版　　中野浩輝

印刷・製本　中央精版印刷

ISBN978-4-8460-1953-2　©2020 NONAKA Kyohei　Printed in Japan